すべての
研修医・医療従事者が
知っておきたい

検査データの
読み方と

How to Read
Diagnostic Tests and
Avoid Pitfalls

ピットフォール

編著 小柴 賢洋

Kinpodo

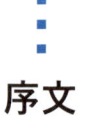

序文

　臨床検査データ、なかでもルーチンの検体検査データを適切に解釈できることは、すべての医療従事者はもちろんのこと、医学生や看護学生にも必要不可欠な能力です。Reversed Clinico-Pathological Conference（RCPC）はその非常に良い勉強方法であることが知られています。RCPCについては、すでに少なくない数の良書が出版されており、屋上屋を架す必要はないと思っていました。しかし、私が所属していた兵庫医科大学で「似通った検査の異常を示したが病態が全く異なった2症例」を経験し、これを自分達のためだけにとどめておくのは勿体ないと考えたことが本書を企画したきっかけです。この2症例は第3章にお示ししています。

　元々はCOVID-19パンデミック前に最初の企画を立てたのですが、パンデミックのために中断を余儀なくされました。そのため、RCPCだけでなく私達が経験した検査のピットフォール症例を読者と共有することにより、より皆さんの日々の臨床に役立つものになるように編集方針を変更しました。ピットフォール症例は第2章にお示ししています。

　本書では、検査データ異常を契機に患者の病態生理を読み解く方法をお伝えします。「病態生理」と聞くと分厚い内科学書を思い浮かべたり「なにやら難しそうだな」と思ったりして、それだけで敬遠してしまうかもしれません。しかし、具体的な症例の解説を読むと、推理小説を読むように楽しみながら理解が深まり、読後には「なんだ、意外に簡単じゃないか」と思っていただけることを期待して本書を執筆しました。

　第1章は、まず病態生理の考え方を具体的にわかりやすく解説しています。その後に、臨床検査で知っておいていただきたい基本的な事項を説明しています。

　第2章は具体的なピットフォール症例です。実際に経験した異常と、それに対する対処を解説しています。

　第3章はRCPCです。検査データの解釈からいかにして病態に迫るのかを皆さんと一緒に考えていきます。

本書はユニークな切り口で、ルーチンの臨床検査データを解釈する方法をお伝えしています。そのため、読者として一義的には若手の研修医や看護師の方々を想定していますが、他の医療従事者、さらには臨床検査専門医を目指す専攻医や各診療科の経験豊富な医師にとっても有益であろうと自負しています。

　まず第1章では、病態生理の考え方を具体例を用いて、類書には例をみないアプローチでわかりやすく解説していますので、是非目を通していただきたいと思います。それ以降の臨床検査の基本的事項に関しては、すでによくご存知の方は省略していただいても構いません。

　第2章は、どの症例からお読みいただいても結構です。原因がハッキリしない症例については、逆に読者から助言をいただければ幸いです。

　第3章は、言ってみれば力試しです。まずは解説を見ずにご自身で検査データから病態を考えてみることをお勧めします。そうすることで、解説されている内容をしっかりと自分のものにできます。

　著者一同、本書が読者の皆さんの明日からの臨床に役立つことを祈念しています。

　上に記しましたように、本書はパンデミックの時期を挟んだこともあり、一時は断念を余儀なくされるかという状況でした。その間、我慢強くお付き合いいただき、時には叱咤激励して下さった金芳堂編集部の西堀智子さんなしでは本書は上梓できませんでした。ここに深謝いたします。

2024年12月
著者を代表して

小 柴　賢 洋

CONTENTS

執筆者一覧

編著者	小柴　賢洋	兵庫医科大学	名誉教授／新須磨クリニック 院長
執筆者	宮﨑　彩子	兵庫医科大学	病態解析学講座　准教授／兵庫医科大学病院　臨床検査部副部長・遺伝子医療部
執筆者	中野　正祥	兵庫医科大学	病態解析学講座　助教／馬場記念病院　臨床検査部
執筆者	雪松　里佳	兵庫医科大学病院	臨床検査技術部 課長

第 1 章

病態生理を踏まえた
検査値の読み方

1 ｜ 検体検査異常値を病態生理から理解する

「検体検査の異常値を解読する」とは、突き詰めれば検査の値が高い／低い場合にどう考えればよいのかということになります。まずは見かけ上の高値／低値なのか、本当に高値／低値なのかを、電解質など他の項目の値も参考に考えます。もちろん臨床の現場では、検査データだけでなく、診察所見や血圧、脈拍数といったバイタル・サインなども加味して、総合的に判断します。例えば、実際は高値ではないのに、見かけ上、高い時は、脱水による血液濃縮や点滴ルートの近位側からの検体採取などが考えられます。逆に実際は低値ではないのに、見かけ上、低い時は、心不全や輸液過剰などによる希釈といった場合を考えることができます（後述の低アルブミン血症の解説を参照してください）。

見かけ上の高値／低値の可能性が除外できれば、本当に高値／低値ということになります。高値の場合、検査項目となっている血球や酵素などの産生や細胞からの逸脱が増えているのか、あるいは代謝（排泄や分解、消費など）が低下しているのかと考えます。お金に例えていうと、銀行の預金残高が増えている時に、その理由として収入が増えているのか、支出が減っているのか、どちらなのかということですね。逆に低値の場合、産生が低下しているのか、代謝が亢進しているのかと考えていきます。それによって、いろいろと鑑別診断を挙げることができるようになります。

とはいえ、これだけではまだわかりにくいかもしれませんので、具体的にみていきましょう。最初に「低アルブミン血症」を取り上げます。

□ 低アルブミン血症の考え方

低アルブミン血症とは、血中アルブミン濃度が低下した状態です。いってみれば、「私達が買い物にいく小売店で、アルブミンという商品が品薄になっている状態」と思うとよいでしょう。

アルブミンはざっくりいえば、食事でとった蛋白質（を分解したアミノ酸）から、肝臓で合成され、血中に放出されます。つまり、蛋白質を原材料として、肝臓という工場で合成され、小売店に運送され、店頭に並ぶわけです。その商品が品薄になっているのですから、原材料が不足している場合、工場の産生能が低下している場合、工場から小売店への運搬過程に問題が

あって入荷しない場合に店頭で品薄になってしまいます（図1-1）。さらに、需要が増えて供給が追いつかない場合も、品薄状態になります。

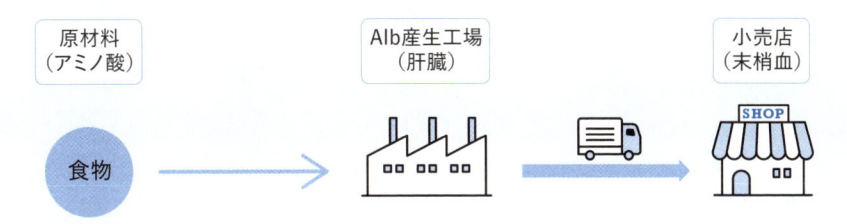

お店に商品（アルブミン）が品薄

図1-1 | 「低アルブミン血症」の考え方

• 原材料が不足している場合

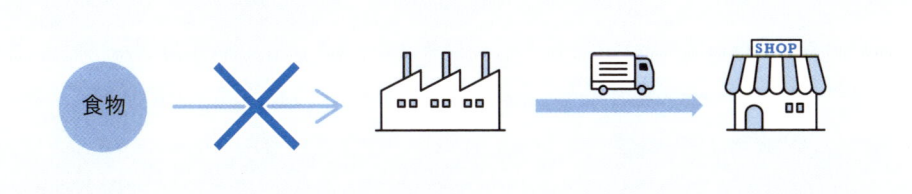

図1-2 | 原材料不足

例：食思不振、ベジタリアン

　原材料不足の場合、蛋白質の摂取量が低下している場合を考えればよいのですから、食思不振を来す疾患は低アルブミン血症の原因になります。胃十二指腸潰瘍、逆流性食道炎、消化管のがんなど、消化管の器質的な疾患はもとより、心不全、神経性食思不振症などたくさんの病態が考えられます。疾患以外にも厳格な菜食主義であったり、災害や戦争で食料供給が比較的長期間不足したりする場合なども原因として挙げられます（図1-2）。

● 工場の産生能が低下している場合

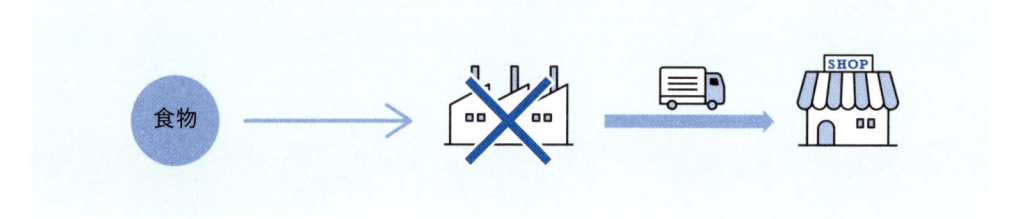

図1-3 ｜ **工場での産生低下**

例：急性・慢性肝炎、肝硬変

　アルブミン産生工場である肝臓の機能が低下すれば、産物であるアルブミンが充分に作られなくなり、低アルブミン血症となります。急性・慢性肝炎、肝硬変などの肝機能障害を来す疾患があてはまります。なお、トランスアミナーゼが異常高値をとると一般に「肝機能障害」ということが多いです。しかし肝臓の機能は蛋白合成や代謝・解毒をすることですので、ルーチンの血液検査では蛋白合成能（アルブミンや総蛋白の値など）や代謝能（ビリルビン値）をみて評価するのが本来の肝機能の評価になります[1]。実際、ASTやALTが100程度に上昇している場合に、肝機能は99％保たれているともいわれています。そのため米国では、ASTやALTの測定を「肝機能検査（Liver Function Test）」と呼ぶのは適切ではなく、「肝酵素検査（Liver Enzyme Test）」、あるいは単に「肝検査（Liver Test）」と呼ぶのがよいといわれています（図1-3）。

● 工場から小売店への運搬過程に問題があって入荷しない場合

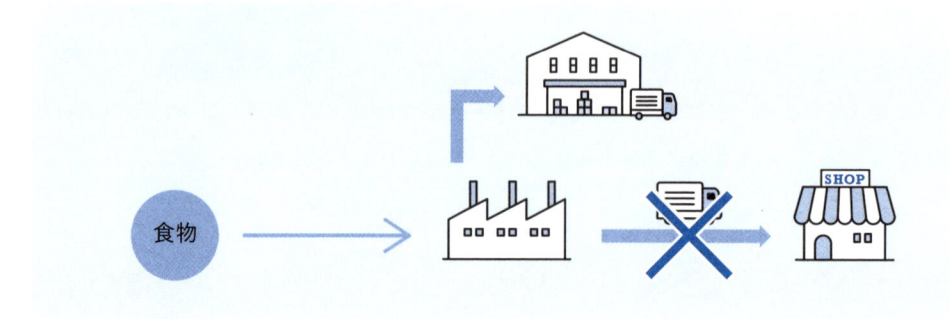

図1-4 ｜ **国内買い占め、サード・スペース**

例：悪性疾患、蛋白漏出性胃腸症

• 海外輸出

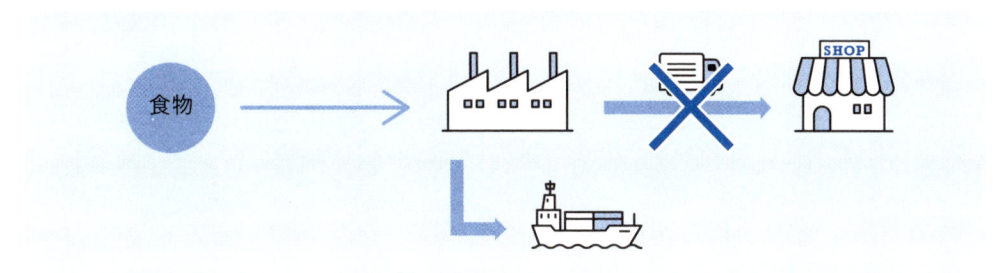

図1-5 | **海外輸出**

例：ネフローゼ症候群

　原料が充分に供給され、工場でしっかり製品が産生されると、工場から小売店に向けて出荷されます。ところが、小売店に充分量が届いていない状況が起こっています。その場合、国内で誰かが買い占めて値上がりを待っている、あるいは国外へ輸出してしまって国内流通量が減ってしまっている、といった事態が考えられます。「国内で買い占められている」ことに相当するのは、体内で本来あるべきでないところにアルブミンが移動してしまっている場合です。例えば、胸水・腹水や火傷などでサード・スペースに移動しているケースを考えればよいわけです（図1-4）。また、「国外へ輸出されている」のに相当するのは体外へ流出している場合です。アルブミンは消化管や尿路から流出しますので、前者では蛋白漏出性胃腸症や炎症性腸疾患（潰瘍性大腸炎、クローン病）、後者ではネフローゼ症候群などが想起されます（図1-5）。

• 需要が増えて供給が追いつかない場合

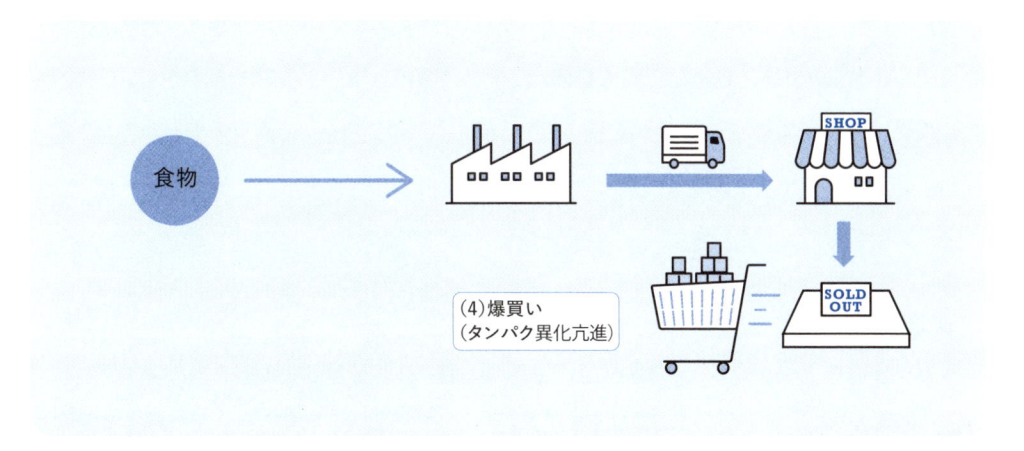

図1-6 | **需要が増えて供給が追いつかない場合**

　蛋白質や糖、脂質などを分解する作用を「異化（catabolism）」といいます。ちなみに、異化と逆の作用（すなわち合成すること）は「同化（anabolism）」といい、異化と同化を合わせて「代謝（metabolism）」といいます。エネルギー需要が増加し、食事からの摂取では不充分な場合に、異化が亢進して不足分のエネルギーを生み出します。イメージとしては、海外からの観光客が爆買いして店頭の品物がなくなっている状況や、震災の被災地に物資を送ったために逆に他のところで品薄になってしまった状況などを想像するとよいでしょう（図1-6）。

　では、どのような時にエネルギー需要が増加するでしょうか？　一つには身体のどこかで炎症が生じている場合です。種々の炎症性疾患（例：関節リウマチ）、悪性腫瘍、外傷や熱傷の際にエネルギー需要が増加します。手術の際もそうですね。他には、クッシング症候群や甲状腺機能亢進症といった内分泌疾患も考えられます。

　このように分けて考えていけば、一見関連のない複数の疾患を「病態生理に基づいて」鑑別診断として挙げることが可能となります。

　上記は、真の低アルブミン血症でした。では、見かけ上の低値、すなわち実際は血清アルブミンが減少していないのに、検査データ上で低アルブミン血症を呈する場合はないのでしょうか。アルブミンの量は減っていないが濃度が低下しているということは、希釈されて薄まっている状態が考えられます。病態としては、心不全での循環血漿量の増加などが考えやすいですね。この場合は同時に、低ナトリウム血症を引き起こしたりもします。

　気をつけるポイントとして、輸液ルートから血液を採取したり、点滴部位の近位側から採血したりすると、輸液成分が混入して検査データに影響することがあります。通常の末梢からの点滴製剤にはアルブミンは含まれていませんので、希釈されて見かけ上の低アルブミン血症となります。あるいは、ブドウ糖が混入すると見かけ上の高血糖となったりもします。ここまで読んで「そんなの当たり前、自分はそんな馬鹿なことはするわけない」と思われるかもしれませんが、実際に検査部では時折遭遇します。頭の片隅にとどめておくと、誤診を避けることができます。

□ 貧血の考え方

　貧血は「血中ヘモグロビン濃度の低下」と定義されます。基準となる値（カットオフ値）はいろいろ提唱されていますが、ここではきりがよく覚えやすい数字としてWHOが提唱する値（男性：13 mg/dL、女性：12 mg/dL）を挙げておきます。日本人にはいささか高めの数字と感じる

方も多いかもしれませんが、感度を高めて貧血を見逃さないようにするという意味で、まずはこの数字を頭に入れておきましょう。高齢者は若年者に比べると軽度ながら貧血傾向になりますので、男女とも11 mg/dLで問題ないと思われます。

　貧血でも低アルブミン血症と同様の考え方ができます。つまり、赤血球産生工場（骨髄）で作られた商品（ヘモグロビンを含む赤血球）が小売店（血液中）で品薄の状態と考えればよいわけです。そうすると、骨髄での赤血球造血が低下した状態または赤血球の喪失が、産生を上回った状態が頭に浮かびます。さらに貧血では、工場での歩留まりが悪く不良品がたくさんできてしまう状態（無効造血）、および商品が末端の小売店に到着した時には賞味期限切れになっており捨てざるをえない状況（赤血球寿命の短縮）といった原因も存在します。

　これらを低アルブミン血症と同様に図に示してみましょう。まず図1-7が貧血のない状態です。

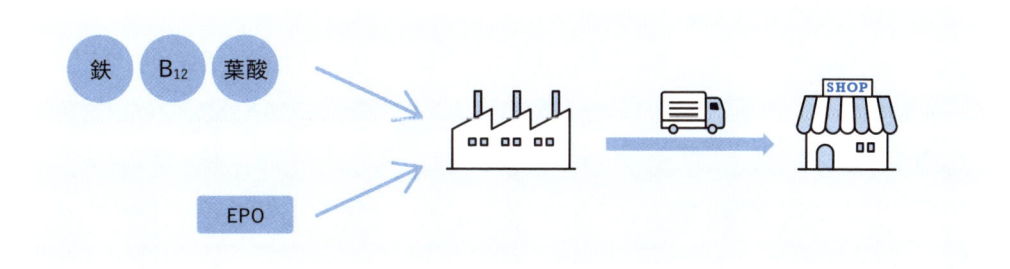

図1-7 | 貧血のない状態

• 原材料が不足している場合

　造血においては鉄、ビタミンB_{12}や葉酸が不可欠です。これらが欠乏すると貧血を来しますが、鉄欠乏では小球性貧血、ビタミンB_{12}・葉酸欠乏では大球性貧血を呈します。慢性炎症による鉄の利用障害においても正球性〜小球性貧血になります。貯蔵鉄を反映する血中フェリチン値は、鉄欠乏貧血では当然低値になりますが、慢性炎症性貧血では低下しないことからデータ的にも鑑別可能です。ただし、例えば関節リウマチでアンカードラッグであるメトトレキサートを服用していると、メトトレキサートの葉酸拮抗作用からしばしばMCVは大きくなります（必ずしも貧血になるわけではありません）が、そこに月経（特に過多月経）による出血性貧血や、非ステロイド性消炎鎮痛薬（NSAIDs）の副作用としての胃腸障害による出血性貧血（鉄欠乏性貧血）が加わった場合などには、大球性（MCV高値）と小球性貧血（MCV低値）が同時に存在するため、相殺されて一見、正球性にみえることがあり、注意が必要です。

図1-8 は原材料およびエネルギー不足の場合を表します。

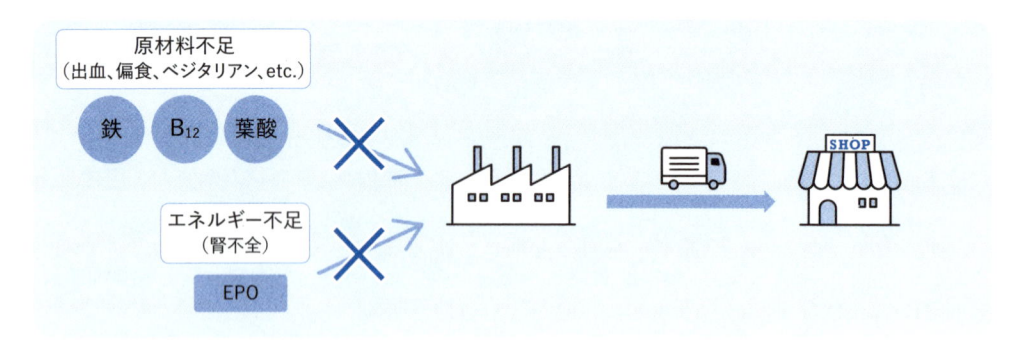

図1-8 | 原材料およびエネルギー不足

● 工場の産生能が低下している場合

　再生不良性貧血など産生工場の稼働面積が少なくなってしまった場合や、がんの骨髄転移などで正常に造血できる部分が減少すると貧血になります。工場の一部が空爆や地震で壊されてしまった場合を想定すると理解しやすいでしょう。また、慢性腎不全でエリスロポエチンの産生が低下する（赤血球産生のためのエネルギーが不足して、工場が充分に稼働できない状態）ための二次的な骨髄機能低下を来す場合も考えられます。

● 工場の機能低下

　疫病で熟練した従業員が少なくなってしまって不良品ばかりが産生されると、工場内の検品ではねられて歩留まりが悪くなり、小売店に商品を出荷することができなくなってしまいます。無効造血の場合がこれに相当します。

　図1-9 は工場での産生量の低下や不良品増加です。

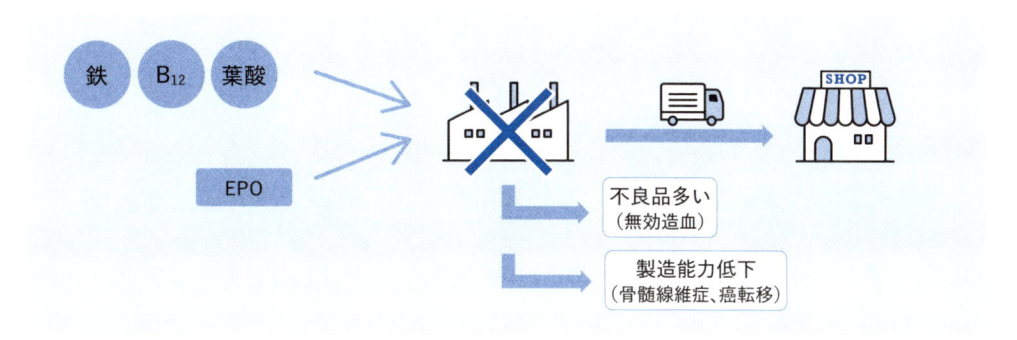

図1-9 ｜ 工場での産生量の低下や不良品増加

● 小売店に充分に運ばれていない場合

　ここでも低アルブミン血症と同様に国内買い占め（体内でのロス、すなわち頭蓋内出血や腹腔内出血など身体の外には出ていないが血管外へ喪失した場合）と海外輸出（消化管出血など体外への喪失）を考えます。ちなみに、消化管は入口である口と出口である肛門で外界と繋がっていますので、ここでは「体外」ととらえています。

　国内買い占めや海外輸出が図1-10になります。

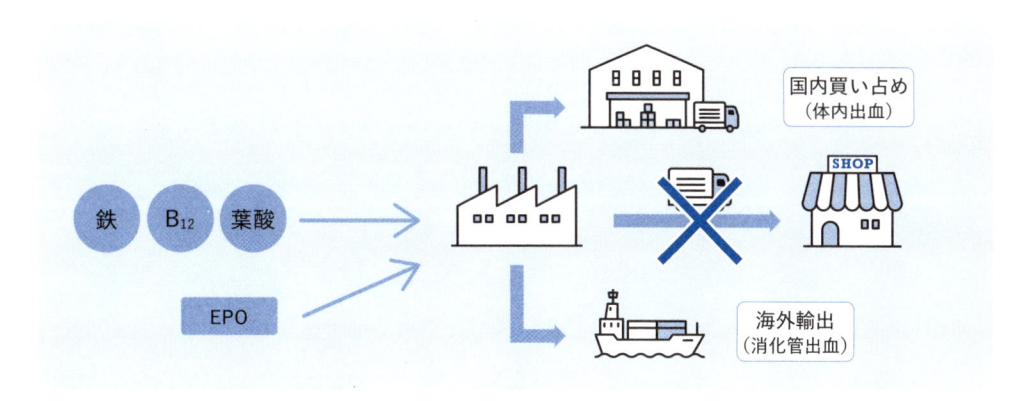

図1-10 ｜ 国内買い占めや海外輸出

● 賞味期限切れ

　溶血や門脈圧亢進症による脾機能亢進などによって赤血球が壊されてしまっている状態です。これは賞味期限切れ（＝赤血球寿命の短縮）ととらえることができます。

賞味期限切れが図1-11になります。

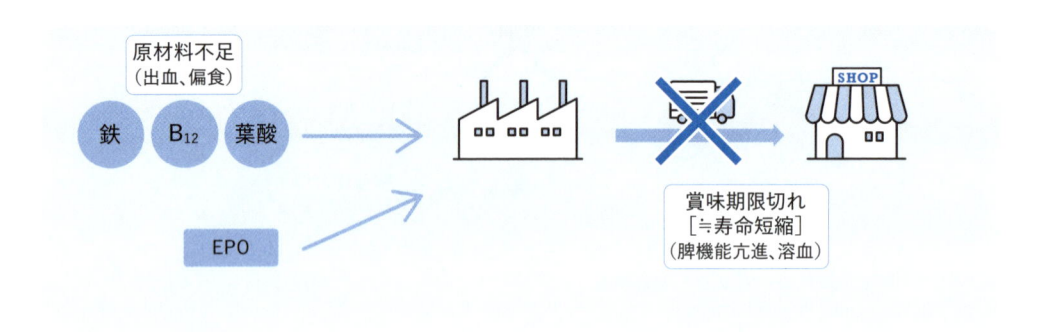

図1-11 ｜ 賞味期限切れ

□ 高尿酸血症の考え方

　今までは、低アルブミン血症、貧血と検査値が低値となるものをみてきました。今度は、高値になる場合を考えてみましょう。例として、臨床現場でよくお目にかかる高尿酸血症を取り上げてみたいと思います。

　尿酸値が高値になると痛風になる危険性が高くなります。痛風の症状としては、急性関節炎発作（いわゆる痛風発作）が有名ですね。しばしば足の母趾のMP関節に関節炎を生じます。痛みの発作が出ている時は「風が吹いても痛む」とされるところから「痛風」の名がつけられたといわれています。しかし、局所的な急性関節炎のみならず痛風結節、骨融解、さらには尿路結石や腎障害（痛風腎）なども来す全身性の疾患であることを認識する必要があります。

　まず、尿酸代謝を復習しておきましょう。といっても、ここでは生化学で出てくる「〇〇回路」や「××サイクル」といった細かいことは横へ置き、アルブミンなどと同じように、おおまかに尿酸の生合成ならびに排泄経路を考えてみましょう。尿酸は、プリン体を原料として肝臓で産生され、主に尿、一部は小腸からも排泄されます。プリン体を多く含むものとしてはビールが有名ですが、それ以外にもクロレラ、煮干し、干し椎茸、鶏のレバー、あんこうの肝の酒蒸し、いさきの白子などが挙げられます。またプリンは、ピリミジンと並んでDNAの構成成分ですので、DNAをたくさん含む食べ物（例：牛肉や豚肉など）も要注意です。一方、卵や牛乳にはプリン体はほとんど含まれておらず、イクラやチーズ、玄米、白米、小麦粉などもプリン体の含有量

は少ないです。

さて、高尿酸血症をみた場合、まず脱水などによる見かけ上の高値か真の高値かを確認します。真の高値（多くの症例でそうです）の場合は血液中に尿酸が多い状態ですので、産生が増加している場合、排泄が低下している場合を考えていきます。それぞれみていきましょう。

• 産生が増加している場合

原材料であるプリン体が尿酸産生工場にたくさん供給されている状態と考えるとよいでしょう。プリン体をたくさん摂取している場合が多いですが、白血病などで化学療法を行った際、一度に多数の腫瘍細胞が崩壊すると、そのDNA由来のプリン体によって急激な高尿酸血症をみることがあります。

また、アルコールそのものにも肝臓に働きかけて尿酸の生合成を促進する作用があります。その際に産生される乳酸は尿酸の排出を阻害します〔近位尿細管管腔側に発現している尿酸トランスポーター（URAT1）を介して、乳酸が排泄される際に尿酸の吸収が起きます〕。さらに、アルコールの代謝産物であるアセトアルデヒドの代謝にともなって解糖系が障害され、プリン体分解が亢進するという機序も想定されています。つまり、ビールでなくてもアルコール飲料をたくさん飲むと尿酸値が上がりやすくなるということですね。ただ焼酎や赤ワインでは、有意な尿酸値の上昇はみられなかったとする報告もあるようです。お酒の種類やアルコールの量だけでなく、人種差もあるのかもしれません。

• 排泄が低下している場合

腎機能が低下すると尿への排泄が低下するため、血中の尿酸値が高くなります。腎不全はもちろんですが、内臓脂肪型肥満ではインスリン抵抗性によって腎臓からの尿酸排泄が低下するため、尿酸値が上昇しやすくなります。また前述のように、アルコールによる尿酸排泄阻害も関係します。

こうして高尿酸血症が生じる原因を考えると、お酒も含めた食事療法、肥満の方はダイエット（ウェイト・コントロール）が重要となります。薬物治療においても、尿酸産生が亢進している患者には尿酸産生抑制薬、排泄が低下している患者には排泄促進薬が、基本的な薬剤選択となることも容易に理解できます。

ところで、血清尿酸値には性差があり、女性に比べて男性が高くなります。そのため痛風は女性より男性に多く発症します。男性の基準範囲上限は〔平均値±2×標準偏差〕で計算する

と、7.3 mg/dL程度になることが多いです。しかしながら、高尿酸血症と診断するカットオフ値は老若男女を問わず7.0 mg/dLとされています[2]。すなわち、血清尿酸値が7.0 mg/dLを超えると高尿酸血症と診断されます。

　では、なぜこの値が診断の基準値になっているのでしょうか？　あるいは、なぜ性差がないのでしょうか？　解答は、後述の「基準範囲と病態識別値（カットオフ値）について」に記載してありますので、そちらを参照してください。

• まとめ

　このように考えていくと、異常値をみた場合、その異常を来す様々な原因疾患がみえてきますね。これが「病態生理を踏まえて臨床検査値を読んでいく」ということに他なりません。

　病態生理を理解することは、診断、検査データの解釈、そして治療において極めて重要です。例えば、関節リウマチの罹患率は人種を問わず1％内外であり、決して稀少疾患ではありません。関節リウマチの原因は依然として不明ですが、近年の医学の進歩により原因はわからずとも、TNF αやIL-6などの炎症性サイトカインがその病態に深く関わっていることが判明し、抗TNF α抗体製剤や抗IL-6受容体拮抗薬が著明な効果を挙げています。読者の皆さんには、本書を通じて臨床検査値の解釈の面から、その面白さとともに奥深さを体験していただければ幸いです。

参 考 文 献

1）　Hall P, Cash J. What is the real function of the liver 'function' tests? Ulster Med J 2012;81:30-36.
2）　日本痛風・核酸代謝学会, ガイドライン改訂委員会（編）. 高尿酸血症・痛風の治療ガイドライン第3版［2022年追補版］: 診断と治療社；2022.

2 | 感度と特異度について

　感度・特異度、あるいは尤度比などと聞くと、それだけで読む気が失せたり眠くなったりする読者も少なくないかもしれませんが、ここでは比較的身近な例を具体的にみていき、読み進めていくうちに自然と理解ができるようにしています。もちろん難しい数式も出てきません。

　例として、ダウン症候群（以下、ダウン症）のスクリーニング検査を取り上げます。「NIPT」という言葉はご存知でしょうか？　NIPTとはNon-Invasive Prenatal genetic Testing（非侵襲的出生前遺伝学的検査）の頭文字をとったもので、妊娠10週以降の妊婦さんの血液中に存在する胎児由来のDNAを調べることで、胎児の先天異常のスクリーニングができるという検査です。感度、特異度ともに99.9％と報告されており、非常に精度の高い検査です。一方、ダウン症の頻度は妊婦さんの年齢によっても変わってきますが、全体では700～1,000例に1例程度とされています[1]。

　さて、あなたの外来に妊婦さんが検査を希望し来院され、NIPTを実施したところ、結果が陽性であったとしましょう。この結果をなんの説明もなく伝えると、一般の患者の多くは「感度が99.9％の検査で陽性＝自分の子どもがダウン症である可能性は99.9％」と考えてしまいがちです。本当にそうでしょうか？　慌てずに気を落ち着かせて、ゆっくり考えてみましょう。

　リスク因子が特にない700,000人の妊婦さんを検査するとしてみましょう。「700例に1例」という割合を適用しますと、ダウン症の患者は1,000例（=700,000×1/700）になります。残りの699,000例はダウン症ではありません（表1-1）。

表1-1 | **ダウン症とNIPT検査の四分表（1）**

	ダウン症である	ダウン症でない	計
検査陽性			
検査陰性			
計	1,000	699,000	700,000

　ここで、感度（Sensitivity; Sn）と特異度（Specificity; Sp）の定義を改めておさらいしましょう。

感度とは「その病気とわかっている患者（ここでは、お腹の中の赤ちゃんがダウン症であると判明している妊婦さん）を検査した時に、正しく陽性となる割合」をいいます。一方、特異度とは「その病気（ここではダウン症）でないとわかっている患者を検査した時に、正しく陰性となる割合」です。つまり、感度が99.9％ですから、ダウン症の患者1,000人を検査すると999人が正しく陽性（真陽性、true positive）、1人が陰性（偽陰性、pseudonegative）になります（表1-2）。

表1-2 │ ダウン症とNIPT検査の四分表（2）

	ダウン症である	ダウン症でない	計
検査陽性	999		
検査陰性	1		
計	1,000	699,000	700,000

次に特異度99.9％ですから、ダウン症でない699,000例の検査をした時、そのうちの99.9％、すなわち698,301例（＝699,000 x 99.9％）は正しく陰性（真陰性、true negative）になります。残りの0.1％（699例）が陽性（偽陽性、pseudopositive）になります（表1-3）。

表1-3 │ ダウン症とNIPT検査の四分表（3）

	ダウン症である	ダウン症でない	計
検査陽性	999	699	
検査陰性	1	698,301	
計	1,000	699,000	700,000

そうすると、検査陽性、検査陰性の症例数はそれぞれ1,698例（＝999＋699）、698,302例（＝1＋698,301）になります（表1-4）。

表1-4 │ ダウン症とNIPT検査の四分表（4）

	ダウン症である	ダウン症でない	計
検査陽性	999	699	1,698
検査陰性	1	698,301	698,302
計	1,000	699,000	700,000

　検査陽性の1,698例のうち、ダウン症の患者は999例ですので、検査陽性という結果を得た時に真に陽性である可能性は58.8％（＝999/1,698）になります。すなわち4割以上は偽陽性なのです。

　次に「1,000例に1例」という割合で計算してみるとどうなるでしょうか。計算しやすいように100万人の妊婦さんとして、同様の表を書くと次のようになります（表1-5）。

表1-5 ｜ ダウン症とNIPT検査の四分表（5）

	ダウン症である	ダウン症でない	計
検査陽性	999	999	1,998
検査陰性	1	998,001	998,302
計	1,000	999,000	1,000,000

　検査結果が陽性の場合に、ダウン症である確率は50％になります。

　以上で理解できたかと思いますが、念押しです。もし感度、特異度がそれぞれ99％で、「1,000例に1例」ならどうなるでしょうか。これは表1-6のようになりますね。

表1-6 ｜ ダウン症とNIPT検査の四分表（6）

	ダウン症である	ダウン症でない	計
検査陽性	990	9,990	10,980
検査陰性	10	998,010	989,020
計	1,000	999,000	1,000,000

　検査結果が陽性の場合にダウン症である確率はたった9％（＝990/10,980）にしかなりません。十中八九は偽陽性なのです！

　このように極めて精度のよい検査を実施したとしても、目の前の患者がどの程度の割合でその病気なのか（これを「検査前確率」といいます）によって結果の解釈が変わってきます。なお、厳密にいうと「700例に1例」「1,000例に1例」というのは、有病率（＝集団の中で、その病

気の人の割合）であり、検査前確率＝（目の前の患者がその病気である可能性）とは異なる概念です。しかし、ここでは特にリスク因子のない妊婦さんを考えていますので、有病率を検査前確率の代用としても差し支えないと考えられます。

　さらに上記の例から、検査前確率が高いほど偽陽性が少なくなることもわかりました。つまり、臨床検査を最大限うまく利用するには、問診や理学所見をしっかりとって、検査前確率をできるだけ高くしておくことが非常に重要なのです。逆に検査前確率が低いと、いかに感度・特異度の優れた検査を実施しても偽陽性が増えてしまうことも明らかですね。そのため闇雲に検査をすることは、お金や時間がかかるだけでなく誤診の原因にもなりかねませんので、医学的にも医療経済の面からも厳に慎む必要があります。臨床検査は検査する前が重要なのです。

参考文献

1）　Weijerman ME, de Winter JP. Clinical practice. The care of children with Down syndrome. Eur J Pediatr 2010;169:1445-1452.

3 | 的中率、オッズ、尤度比について

またまた頭の痛くなる用語が出てきました。「尤度比」ってそもそも読み方すらわからないし、「もっともらしさの度合の比」ってなんのこっちゃ？　むしろ英語で「Likelihood ratio」といわれた方がまだわかりやすいですね。ちなみに、「尤度比」は「ゆうどひ」と読みます。

まずは、的中率（適中率）の話をしましょう。医療者が診断のために知りたいのは、検査結果が陽性であった場合に、どれくらいの確率で「その病気」といえるのか、あるいは検査が陰性の場合に、どれくらいの確率で「その病気ではない」といえるのか、です。これは、それぞれ「陽性的中率（positive predictive value；PPV）」「陰性的中率（negative predictive value；NPV）」と呼ばれます。この数値が高ければ高いほど、診断および鑑別診断に有用です。前述のダウン症候群の例で「感度99.9％なので検査陽性だとダウン症の可能性が99.9％」と考えてしまうのは、実は感度と陽性的中率を取り違えたために生じた誤解なのです。

物事の可能性を考える時に、「確率」はなじみのある言葉だと思います。では、サイコロを1回振って1の目が出る確率はいくらですか？

そうです、1/6です。ほとんど自動的に答えが出てくると思いますが、実は「1の目が出る場合の数（＝1通り）と1〜6の目が出る場合の数（＝6通り）の比なので1/6」と計算しています。

では、サイコロを1回振って1の目が出るオッズはいくらでしょうか。オッズとは「ある事象が起きる場合の数と、それ以外の事象が起きる場合の数の比」のことです。サイコロを1回振って1の目が出るのは1通り、それ以外は2〜6の目が出る場合なので5通りありますから、オッズは1/5になります。式で書くと［確率＝a/b］であれば、［オッズ＝a/(b-a)］となります。

さて、臨床検査の場合、検査前確率と検査の感度・特異度によって、検査後確率が決まります。これを式で表すと以下になります（ここからは小学校の算数レベルですが、それも面倒な人は結果だけみてください）。

> 検査後オッズ＝検査前オッズ × ★
>
> ★：これから説明しますが、感度と特異度から決まってくる係数のようなもの。

　ここで大切なことは、確率ではなくオッズを使うということです。理由は若干ややこしいので、ここではとりあえずスルーしてください（知りたい方はコラム（なぜ確率でなくオッズを使用するか）をご確認ください P.20）。ダウン症の検査で用いた表を一般化すると、次のようになります（表1-7）。

表1-7　│　四分表（2×2表）

	疾患あり	疾患なし	計
検査陽性	a	b	a+b
検査陰性	c	d	c+d
計	a+c	b+d	a+b+c+d

　オッズは「その病気がある人数と、それ以外の（すなわち、その病気がない）人数の比」になるので、検査前オッズは (a+c)/(b+d) になります。一方、検査後オッズは検査結果によって変わります。まず検査陽性の場合を考えると、a/b になります。先ほどの数式にこれを代入すると

> 検査後オッズ＝検査前オッズ × ★
>
> a/b = (a+c)/(b+d) × ★
>
> ∴★ = [a/b] ÷ [(a+c)/(b+d)]

となり★を求めることができます。

> ★ = [a/b] ÷ [(a+c)/(b+d)]
>
> 　= [a/b] × [(b+d)/(a+c)]
>
> 　= [a/(a+c)] × [(b+d)/b]
>
> 　= [a/(a+c)] ÷ [b/(b+d)]

　ここで［a/(a+c)］は感度（Sn）になります。［b/(b+d)］を変形すると、

$$b/(b+d) = (b+d-d)/(b+d)$$
$$= [(b+d)/(b+d)]-[d/(b+d)]$$
$$= 1-[d/(b+d)]$$

となりますが、[d/(b+d)] は特異度 (Sp) ですので、[b/(b+d) = 1-Sp] となります。したがって、

$$★ = Sn/(1-Sp)$$

となります。検査結果陽性の場合でしたので、これを「陽性尤度比 (positive likelihood ratio)」と呼びます。

検査結果陰性の場合、同様に計算できますが、検査後オッズは [c/d] になりますので、[★ = (1-Sn)/Sp] となります。これが「陰性尤度比 (negative likelihood ratio)」です。興味のある方は、自身で計算してみてください。

すなわち、検査結果が陽性であれ陰性であれ★は「尤度比」と呼ばれる数値です。尤度比の意味合いは検査前オッズ（ひいては検査前確率）を何倍上げるか、あるいは下げるかといういわば係数のようなものであり、感度 (Sn) と特異度 (Sp) から算出することができます。

では、尤度比はどのように使うのか、前述のダウン症の例でみてみましょう。「700例に1例」、感度99.9％、特異度99.9％で計算してみると、

検査前確率 = 1/700
検査前オッズ = 1/(700-1) = 1/699

検査結果陽性でしたので、[検査後オッズ = 検査前オッズ x 陽性尤度比] の式を使います。ここで感度・特異度ともに99.9％ = 0.999なので、

陽性尤度比 = Sn/(1-Sp) = 0.999/(1-0.999) = 999

これらを代入して、

検査後オッズ = [1/699] × 999 = 999/699

∴検査後確率 = 999/(699 + 999) = 0.588 = 58.8%

　表を用いた場合と同じ結果になりましたね。そのため、計算式が得意な方は式を使い、算数は苦手という方は表を使って算出すると良いでしょう。どちらでも同じ結果を得ることができます。

COLUMN
なぜ確率でなくオッズを使用するか

「Dの条件を満たした場合にHが起こる確率」を P(H|D) とすると

$$P(H|D) \cdot P(D) = P(D|H) \cdot P(H)$$

$$\therefore P(H|D) = \frac{P(D|H) \cdot P(H)}{P(D)} \quad (\leftarrow ベイズの定理)$$

これより、陽性的中率 PPV = $P(D^+|T^+)$ = $\dfrac{P(T^+|D^+) \cdot P(D^+)}{P(T^+)}$

したがって、T^+ の場合に本当に D^+ であるオッズ（検査後オッズ）θ^+ は

$$\theta^+ = \frac{P(D^+|T^+)}{P(D^-|T^+)}$$

$$= \frac{P(T^+|D^+) \cdot P(D^+)}{P(T^+)} \cdot \frac{1}{P(D^-|T^+)}$$

ここで、ベイズの定理より $P(D^-|T^+) = \dfrac{P(T^+|D^-) \cdot P(D^-)}{P(T^+)}$

$$\therefore \frac{1}{P(D^-|T^+)} = \frac{P(T^+)}{P(T^+|D^-) \cdot P(D^-)}$$

代入して $\theta^+ = \dfrac{P(T^+|D^+) \cdot P(D^+)}{P(T^+)} \cdot \dfrac{P(T^+)}{P(T^+|D^-) \cdot P(D^-)} = \dfrac{P(T^+|D^+) \cdot P(D^+)}{P(T^+|D^-) \cdot P(D^-)}$

しかるに $\dfrac{P(D^+)}{P(D^-)}$ =検査前オッズ、$\dfrac{P(T^+|D^+)}{P(T^+|D^-)} = \dfrac{Sn}{1-Sp}$ =LR+

であるから

検査後オッズ（θ^+）= 検査前オッズ × 陽性尤度比（LR+）

4 | 基準範囲と病態識別値（カットオフ値）について

　検査値を評価する際に基準範囲を参考にしている医師や看護師、あるいは医学生は多いでしょう。ただ、時に基準範囲を「正常範囲」と誤解している方をみます。というより、そもそも検体検査には「正常値」や「正常範囲」なるものは存在しないというべきです。

　「基準値」とは「基準個体の検査値」のことで、「基準範囲」とは「基準値の95％が含まれる範囲」とするのが一般的です。通常、成人の場合には基準個体として20〜64歳の健常（と思われる）人を採用します。基準個体を多数（120例以上）集めて、そのデータを統計解析します[1]。生化学データは多くの場合「べき乗変換」などにより正規分布に近似することができますので、その平均値±2×標準偏差（m±2SD）の範囲を「基準範囲」とします。そうすると95％がm±2SDに含まれますね。

　95％が含まれるということは、言い換えれば5％は基準範囲から外れるということです。健常者でも5％は基準範囲から外れるのです。ですから、基準範囲に入っていない〔しばしば高値ではH（high）、低値ではL（low）というマークがついています〕からといって、必ずしも病的とはいえないのです。

　また、20〜64歳に含まれない小児や高齢者に、この基準範囲をあてはめることにも慎重である必要があります。詳しくは、後述の「高齢者の基準値」の項を参照してください。

　すなわち、基準範囲はあくまで一つの「ものさし」であって、その意味を正しく理解し、杓子定規にあてはめるのではなく、個々の患者の年齢や性別にあわせて適切にあてはめていく必要があります。

　一方、疫学データなどから、健常者と疾病者を分けたり、予防や治療を開始したりするための基準が種々提唱されています。これは「臨床判断決定値」と呼ばれています。例えば、高コレステロール血症と診断する病態識別値（臨床判断決定値の一種です）として血清コレステロール値220 mg/mLが設定されています。これは血清コレステロール値が220 mg/dLを超えると指数関数的に動脈硬化性イベントが増加するという疫学データから決定された数値です。また、血清尿酸値には性差があり、そのため基準範囲は性別によってそれぞれ設定されています。日本臨床検査標準協議会が定めた共用基準範囲[2]では、男性の基準範囲は3.7〜7.8 mg/dL、女性は2.6〜5.5 mg/dLとされています。しかしながら老若男女を問わず血清尿酸値が7.0 mg/dLを超えていれば高尿酸血症と診断されます[3]。なぜ7.0 mg/dLなのか？

これは痛風の病態生理から決められた値です。痛風は全身性の病気ですが、急性関節炎発作（痛風発作）が有名ですね。では、どうして血清尿酸値が高いと関節炎が起こるのでしょうか?

　諸悪の根源は尿酸が血液中に溶けていられなくなり、関節局所に結晶として析出することにあります。つまり痛風関節炎は（腎障害もですが）尿酸塩沈着症です。尿酸は基本的に血液には難溶性ですが、私達の体内では通常 7.0 mg/dL までは溶解できます。この飽和濃度は化学的に決まるものですので、性別・年齢は関係ありません。したがって老若男女を問わず血清尿酸値が 7.0 mg/dL を超えていれば、高尿酸血症と診断されるわけです。

参考文献

1)　NCCLS. How to define and determine reference intervals in the clinical laboratory; Approved Guideline. NCCLS Document C28-P. Vol. 12 No.2,1995.
2)　日本臨床検査標準協議会, 基準範囲共用化委員会（編）. 日本における主要な臨床検査項目の共用基準範囲－解説と利用の手引き－（2022/10/01 版）. https://www.jccls.org/wp-content/uploads/2022/10/kijyunhani20221031.pdf（2024 年 8 月 30 日アクセス確認）
3)　日本痛風・核酸代謝学会　ガイドライン改訂委員会（編）. 高尿酸血症・痛風の治療ガイドライン第 3 版 [2022 年追補版]: 診断と治療社; 2022.

5 | 検査データの生理的変動と測定誤差

　健常者であっても、検査データは刻一刻と変動しています。皆さん、血圧を測定されたことがあると思います。通常、続けて2回測定しますが、この2回の測定値が同じであることはありませんね。このように、同じ患者でも1日の中で検査データは変動（日内変動）し、季節や食事、運動、体位、また女性であれば性周期や妊娠によっても変動します。これは「個人内変動」と呼ばれます。例えば、成長ホルモンは夜に多く分泌されます。昔から「寝る子は育つ」といわれるのは、言い得て妙ですね。

　一方、あなたと私では多くの測定値は異なります。この個体差は「個人間変動」と呼ばれます。遺伝的に決まっている性差・人種差、生活環境（地域差、食習慣、職業など）、あるいは年齢（乳幼児と高齢者では異なるなど）といったことが変動要因として挙げられます。

　さらに、臨床検査には測定誤差が存在します。同じ検体を複数回連続して測定すると、その値にはばらつきが生じます。検査部門では機器・試薬メーカーが指定する管理資料に記載されている管理幅を採用したり、自施設でデータを集計したりして、平均値±2SDを警告限界、±3SDを管理限界としていることが多いです[1]。したがって、多少の検査データのばらつきは許容範囲とされて検査部門から臨床側にデータが返ってきますので、臨床医は必ず誤差があることを勘案してデータの変動を解釈していかないといけないということです。

　これらの要因以外にも、例えば血糖値は動脈血が高値で、静脈血は低値、毛細管血はその中間になります。したがって検査データを解釈する時には、これらの変動要因も考慮に入れて評価することが求められます。

　例えば、空腹時血糖で糖尿病型と判断するカットオフ値は126 mg/dLですが、ある患者のデータが125 mg/dLであった場合、真の値は126 mg/dLなのかもしれません。そのため、診断基準を満たしていないからといって、糖尿病を否定することはできません。臨床症状やHbA1c値なども参考にしつつ、必要があれば日を置いて再検査を実施することが多いでしょう（では、これが125ではなく124ならどうでしょうか？　あるいは120ならどうしますか？　これについては次項で解説します）。

参考文献

1）　日本臨床化学会クオリティマネジメント専門委員会. 生理的変動に基づいた臨床化学検査 36 項目における測定の許容誤差限界. 臨床化学 2006；35：144-153.

6 ｜ 臨床検査データの測定誤差の考え方

　学校の試験を100点満点で採点した結果が平均点50点、標準偏差10点の正規分布をしていたとしましょう。もし、これを100点満点ではなく10点満点で採点したら、どうなりますか？点数分布の形は変わりませんが、平均点は5点、標準偏差は1点になりますね（図1-12）。

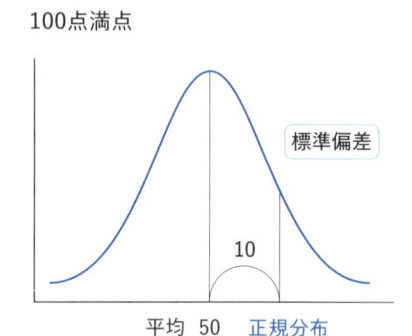

図1-12 ｜ 分布が同じでも絶対値は異なる

　この例からおわかりのように、臨床検査では標準偏差（SD）が小さいほど検査データのばらつきは少ないわけですが、測定値が大きいものほどSDの値も大きくなります。そのため、単純にSD値のみで比較することはできません。

　そこで、測定値の大きさも加味してばらつきを比較できるように「変動係数（coefficient of variation；CV）」という概念が考え出されました。CVは下記の式で求められます。meanは平均値のことです。

$$CV = SD/mean \times 100\ (\%)$$

したがってCVが小さいほど、ばらつきの少ない精密な検査であるということができます。

%に直さずに上の式を変形すると、

$$SD = CV \times mean$$

ですので、これを代入すると

$$mean \pm 2SD = mean \pm 2 \times (CV \times mean)$$
$$= (1 \pm 2 \times CV) \times mean$$

となります。

　つまり、±2SDを管理幅とした時には「変動係数の2倍の変動幅は起こりうる」ことになり、これが測定誤差を評価する際の基本的な考え方となります。

　では、具体的に血糖値で考えてみましょう。日本医師会による外部精度管理の結果、血糖値のCVはおおむね1％程度であることがわかっていますので、1％として計算してみましょう。

　2CV＝2％ですので、測定値が125 mg/mLであれば2CV＝125 x 2/100＝2.5 mg/dLになります。したがって真の血糖値は125±2.5、すなわち122.5〜127.5 mg/dLの間にあると考えられます。つまり、たまたま測定誤差で125 mg/dLと測定結果が返ってきたけれども、本当は126 mg/dL以上である可能性が否定できません。そのため、「125 mg/dLなので糖尿病の診断基準を満たしていない」とは言い切れないということになります。

　では測定値が124 mg/dL、120 mg/dLの場合は、それぞれどうなるでしょうか。やはりCV＝1％として計算してみましょう。

　まず124 mg/dLの場合ですが
$$124 \times 2/100 = 2.48$$
ですので、真の血糖値は124±2.48、すなわち123.52〜126.48 mg/dLの間にあると考えられます。やはり126 mg/dL以上である可能性は否定できません。

　次に120 mg/dLの場合はどうでしょうか。
$$120 \times 2/100 = 2.4$$
ですので、真の血糖値は120±2.4、すなわち117.6〜122.4 mg/dLの間にあると考えられます。この場合、血糖値は126 mg/dL未満であり、糖尿病の診断基準は満たしていないと判断できます。

　検体検査のCVは検査機器や試薬、あるいはその組み合わせによっても変わりますので、必要に応じて自施設の検査部門のCVを確認すると、検査データの評価をする際に役立ちます。

7 ｜ 高齢者の基準値

　多くの検査項目で、赤ちゃんや小児の基準範囲が大人のそれと異なることは、皆さんよくご存知のことと思います。例えば、成長期の子どもでは骨の成長にともなって骨芽細胞が活性化されることから、骨型ALP（ALP3）の産生が亢進し、血清ALPは高値となります。通常の基準範囲上限の2倍となることも珍しくはありません。では、高齢者についてはいかがでしょうか？　高齢者だから多少の異常には目を瞑ろう、などと対応されてはいませんでしょうか？　あるいは成書をみても本によって記載が異なっているため、よくわからないという方も少なくないかもしれません。

　実は大人（成人）の基準範囲は、20〜64歳（以下、「若年成人」と呼びます）の基準個体から設定されています。したがって、項目によってはこの値を65歳以上（以下、「高齢者」と呼びます）にあてはめることは適切ではないということになります。血清Na、Kなどは高齢者においても、その血中濃度は若年成人同様、厳密にホメオスタシスが維持されていますので、基準範囲も若年成人同様として問題ありません。これに引き換え、例えばヘモグロビン濃度やアルブミン値、あるいは検体検査ではありませんが肺活量といった検査項目は高齢者では低値傾向になります。ヘモグロビン濃度についていえば、貧血と診断するカットオフ値はWHOによると男性で13 mg/dL、女性で12 mg/dLですが、高齢者では男女とも11 mg/dLとされます。一方、免疫グロブリンではIgMは低値、IgGとIgAは高値傾向をとります。免疫グロブリン（抗体）は初感染ではまずIgM抗体が産生され、IgGやIgAへのクラススイッチが起こり、2度目以降の感染ではメモリーB細胞がすぐにIgGクラスの抗体を産生できるようになっています。高齢者では多くの病原体に既感染状態ですので、IgMが少なくIgGや粘膜免疫を司るIgAが多いのは当然の結果といえるでしょう。こうした高齢者の特徴を理解して検査データを解釈しないと、誤診したり余分な追加検査をオーダーしてしまったりする危険性があるわけです。

　しかし、高齢者の基準範囲設定は一筋縄ではいきません。そもそも、基準個体の設定が困難です。高齢者では個体差が大きいことは、皆さん経験されているでしょう。外見を考えても、同じ暦年齢でも若々しい人もいれば、よぼよぼの人もいますよね。高齢者では高血圧や脂質異常症など何らかの慢性疾患を有する頻度が非常に高いため「健常者」が少ないですし、治療のために薬物を服用している場合が多く、薬物によって検査データが修飾されている可能性が

大きいです。また、普段は特に異常がないようにみえても予備能が低下していて、負荷がかかると大きな加齢変化を呈するケースにもしばしば遭遇します。「健常な高齢者」でも検査異常を認める場合があります。例えば、リウマトイド因子や抗核抗体は、基礎疾患がなくても高齢者ではしばしば陽性です（多くの場合は低値陽性ですが）。

　時代効果（戦争やそれにともなう飢餓、戦後の急激な栄養・生活状態の変化の影響がある）、コホート効果（生まれた時代の生活環境が現在と大きく異なり、出生年代による検査基準値に影響する可能性がある）、選択効果（戦争による栄養障害や数々の疾病を生き抜いてきたエリート集団から、さらに健康に優れた個体を選択して設定された基準範囲を一般の高齢者に使用してよいのかどうか）なども考慮しないといけません。

　これらに加えて若年者と高齢者では、検査値が持つ意義が異なる場合があります。例えば家族性高コレステロール血症は、未治療なら老年期に到達する前に虚血性心疾患などで死亡してしまうので、高齢者では基本的に存在しません。また、動脈硬化性疾患の場合はコレステロール値を低く保つことが推奨されますので、低コレステロール血症はむしろ望ましいとも考えられますが、高齢者の低コレステロール血症は低栄養や慢性消耗性疾患を反映していることも少なからずあり、その場合は予後不良となります。

　こうした点を克服するために、n数を増やしたり、潜在基準値抽出法を用いるなど統計解析方法を工夫したりして、高齢者での検査データの変動をとらえる試みがなされています[1,2]。詳細は文献を参照してください。

参考文献

1)　日本人間ドック学会, 健康保険組合連合会, 検査基準値及び有用性に関する調査研究小委員会. 新たな健診の基本検査の基準範囲 日本人間ドック学会と健保連による150万人のメガスタディー. 2014. Pediatrics 169 (12)：1445-52.
2)　市原 清志, 河口 勝憲. エビデンスに基づく検査診断実践マニュアル：日本教育研究センター；2011.

（小柴　賢洋）

第 2 章

検査データのピットフォール
ケースファイル

　患者の病状だけでなく、治療に使われている薬物や採血前後の条件など様々なものが検査結果に影響を与えます。中には誤診に繋がりかねないものも存在するため注意が必要です。第2章では、注意喚起とともに皆さんの臨床能力の向上に寄与するように、我々が経験した症例から日常診療に潜む検体検査の様々なピットフォールを紹介したいと思います。

※本書の症例は、個人情報保護のために一部変更した症例になります。許可のない転載は禁止いたします。

症例1　汎血球減少

□ はじめに

　赤血球数、白血球数、血小板数のうち複数の系統の血球減少をみることがあります。3系統ともに減少している場合は「汎血球減少」と呼ばれます。骨髄での産生低下〔原因として白血病、再生不良性貧血、骨髄線維症、骨髄異形成症候群（MDS）、薬剤性などが挙げられます〕以外に、消費や破壊の亢進（血球貪食症候群、門脈圧亢進症など）によっても生じます。全身性エリテマトーデス（SLE）をはじめとする膠原病では免疫学的な機序で血球減少をみるだけでなく、感染症、薬剤、悪性腫瘍など様々な機序が複合的にあわさって2系統以上の血球減少を生じることがあります[1]。

　ここでは、臨床で頻度の高い肝硬変合併肝がんの症例を呈示します。

□ 症例　〜現場にて〜

　70歳代の男性患者。アルコール性肝硬変と肝細胞がんのためX-6年に当院を紹介受診しました。既往歴として2型糖尿病、糖尿病性腎不全、高血圧、左尿管がん術後（X-8年）、椎間板ヘルニアがありました。X-6年に肝後区域切除術を受け、さらに肝細胞がんの術後再発によりX-4年およびX-2年にラジオ波焼灼療法を受けました。

　X年Y月14日より38℃前後の発熱と倦怠感を自覚し、他院（かかりつけ医）を受診したところ、COVID-19、インフルエンザは陰性でしたが、採血でWBC 1,100/μL（好中球9.9％）、Hb 11.5、PLT 4.6万/μLと白血球数・血小板数の低下を認めたため、当日同院に緊急入院しました。抗生剤（TAC/PIPC）が開始されましたが、翌日の採血データでWBC 1,100/μL（好中球7.8％）、PLT 3.7万/μLと悪化を認めたため、門脈圧亢進症の悪化による汎血球減少を疑われ、脾摘や脾動脈塞栓術などの適応の検討も含めて当院へY月23日に転院しました。経過の血液検査データを表2-1に示します。

表 2-1 | 経過の血液検査データ

	基準範囲	X年 Y-4月	X年 Y-1月	X年 Y月23日	X年 Y月25日	X年 Y月27日	X年 Y月29日
WBC	40.0-90.0 ×10²/µL	41.1	24.3	18.4	15.3	15.1	11.8
RBC	410-550 ×10⁴/µL	391	391	299	263	256	243
Hb	13.0-17.0 g/dL	13.4	12.9	10.1	9.0	8.7	8.2
Ht	39.0-51.0%	37.3	37.3	28.5	25.2	24.2	23.3
PLT	15-35 ×10⁴/µL	7.7	6.7	4.8	3.9	3.5	3.4
		目視分類	目視分類	目視分類	目視分類	機械分類	機械分類
Stab	%	0.0	0.0	0.5	0.0	0.0	0.0
Seg	%	48.4	33.0	8.5	4.5	6.7	6.9
Lym	%	40.4	61.5	78.5	84.0	80.1	85.6
Mono	%	6.1	0.5	1.5	1.0	10.6	5.9
Eos	%	4.4	4.0	1.5	0.5	1.3	0.8
Bs	%	0.7	1.0	0.5	0.0	1.3	0.8
Other1				Blast cell	Blast cell	赤芽球	赤芽球
Other1	%	0.0	0.0	7.5	10.0	0.7	1.7
Other2				異型 リンパ球			
Other2	%	0.0	0.0	1.5	0.0	0.0	0.0

↑
当院へ入院

□ 検査部でのチェックでわかった異常

　もともと肝硬変があり、X年Y-1月の検査でも白血球数・血小板数は低値でした。分画では好中球数・リンパ球数ともに低値ですが、好中球数の相対的・絶対的低下がより目立ちます。腎不全があるにもかかわらず貧血が認められないのは、もしかするとエリスロポエチンの投与などの治療効果なのかもしれません。

　今回、当院入院後の検査（X年Y月23日）では、白血球数・血小板数はさらに低値となっており、Hbも10.1 g/dLと軽度の貧血を認め、3系統とも低値、すなわち汎血球減少を呈しています。分画では好中球数はさらに減少していますが、さらに注目すべき点として芽球様細胞が7.5％認められています。

□ 検査部のフィードバック

　臨床検査部での血液像の目視検査で、X年Y-1月の検査では認められなかった芽球様細胞が、X年Y月23日では末梢血中に7.5％認められました。そのため、門脈圧亢進に基づく脾機能亢進による汎血球減少は背景にあるとしても、その悪化よりは血液疾患を発症した可能性が高いと考えられたため、ただちに主治医に連絡しました。

□ 症例　その後

　肝硬変合併肝がんの患者で腎不全などの合併もあることから、汎血球減少の原因として当初、これらによるものと考えられており、血液疾患は想定されていませんでした。検査部からの報告を受けてただちに血液内科にコンサルテーションがなされ、精密検査の結果、「急性リンパ性白血病（ALL）の合併」と診断されました。

□ まとめ

　2系統以上の血球減少を示す基礎疾患を有する患者では、血球減少の原因として、まず「基礎疾患の悪化」を考えるのは当然のことと思われます。また、病状および検査データが安定していると考えられる場合には、血液像は機械分類でも充分でしょう。しかし本症例のように急速に血球減少が進行する場合などには、薬剤性ならびに白血病などの血液疾患の併発を考慮することを忘れてはなりません。芽球の形態異常が軽微である場合、血液像の機械分類では異常を見出しがたいこともありますので、臨床検査技師による目視検査をオーダーするべきです。

＋ α　こ う い う ケ ー ス も 注 意 ！

「血球の寿命の違いから血小板数に影響がみられやすい」

　赤血球の寿命は120日であるのに対し、血小板の寿命は10日と短いです。白血球はその種類によって異なりますが、リンパ球は3〜5年とされており、リンパ球の中には20年以上生きるものもあるといわれています。そのため汎血球減少が生じる場合、初期には血小板数の減少が目につきやすいことになります。また薬剤性の骨髄障害で血球減少を来たす場合、2系統ないし3系統の血球減少をみることもありますが、血小板数のみ減少する場合もあります。

　以前「メトトレキサートを服用すると緩徐に血小板数が低下し、内服をやめると回復する」ことを繰り返した関節リウマチの症例を経験しました。また別の関節リウマチの患者で、抗IL-6受容体抗体製剤を所定の頻度で皮下注射すると血小板数が低下するため、注射の間隔を長めにすること（「スペーシング」と言っています）で、10万/μL前後に維持できる症例も経験しています。こうした患者達では血小板数のみに影響が出ていました。なおIL-6にはMeg-Pot活性、すなわち巨核球（メガカリオサイト）を活性化する作用があるため、IL-6が病態に関与する関節リウマチなどの炎症性疾患の患者では血小板数が増加し、治療により炎症が収まると血小板数が低下しますが、通常はおおむね基準範囲内の動きであることが多く、本症例のレベルにまで低下することはありません。

参 考 文 献

1）　石井 智徳. 膠原病における血球減少症. 日内会誌 2014；103：1586-1592.

（小柴　賢洋）

症例2　小球性低色素性貧血

□ はじめに

　貧血の診断は赤血球数ではなく、血中ヘモグロビン濃度によって行います。WHOの基準では、成人男性13 g/dL未満、成人女性12 g/dL未満、妊婦では11 g/dL未満で貧血と判断します。我が国では高齢者も11 g/dL未満で貧血とすることが一般的です。

　貧血は様々な病態により引き起こされるため、鑑別には赤血球恒数が有用です。平均赤血球容積（Mean Corpuscular Volume；MCV）と平均赤血球ヘモグロビン濃度（Mean Corpuscular Hemoglobin Concentration；MCHC）の値により、小球性低色素性（MCV 80 fL未満、MCHC 30 g/dL未満）、正球性正色素性（MCV 80〜100 fL、MCHC 31〜36 g/dL）、大球性正色素性（MCV 101 fL以上、MCHC 31〜36 g/dL）に分類されます[1,2]。

　ここでは、臨床現場でよく遭遇する小球性低色素性貧血の患者を呈示します。

□ 症例　〜現場にて〜

　20歳代の女性。妊娠34週の初産婦です。妊娠の経過は順調ですが、妊娠初期より貧血があり、鉄剤を投与しても改善しないため、原因の精密検査を目的に当院を紹介され受診しました。既往歴は特にありませんが、昔から貧血を指摘されていました。これまで特に治療はせず放置していましたが、妊婦健診で鉄欠乏貧血が疑われ、血清鉄も低値であったため鉄剤投与が行われました。しかし、一向に貧血が改善されません。自覚症状は妊娠前も妊娠後も特にありません。家族歴では、母も姉も貧血を指摘されており、母は精密検査のため他院で骨髄穿刺を受けましたが、異常は認めなかったため特に治療はしていないとのことでした。

　では、当院受診時の血液検査データを表2-2に示します。

表2-2 ｜ 当院受診の血液検査データ

	基準範囲	検査データ
WBC	$35.0 \sim 90.0 \times 10^2/\mu L$	6,900
RBC	M:$400 \sim 550 \times 10^4/\mu L$ F:$350 \sim 500 \times 10^4/\mu L$	459
Hb	(M:14 ～ 18、F:12 ～ 16) g/dL	9.3
Ht	(M:40 ～ 50、F:35 ～ 45) %	29.8
MCV	(80 ～ 100) fL	64.9
MCH	(30 ～ 35) pg	20.3
MCHC	(30 ～ 35) %	31.2
PLT	$15 \sim 35 \times 10^4/\mu L$	29.6
網赤血球	(0.2 ～ 2.0) %	0.9
総ビリルビン	(0.2 ～ 1.2) mg/dL	0.4
直接ビリルビン	(0.4未満) mg/dL	0.1
LD<LDH>	(120 ～ 220) IU/L	220
Fe	(40 ～ 200) μg/dL	65
ハプトグロビン(2-1)型	(38 ～ 179) mg/dL	125
フェリチン	(M:30 ～ 200、F:10 ～ 120) ng/mL	11.6
UIBC	(110 ～ 350) μg/dL	127

□ 検査部でのチェックでわかった異常

　Hb濃度は9.3 g/dLと中等度の貧血を呈していますが、赤血球数は基準範囲の上限近くありました。MCVは64.9 fL、平均赤血球ヘモグロビン量MCH（Mean Corpuscular Hemoglobin）は20.3 pgと著しく低下していますが、MCHCは31.2％と基準範囲の下限にとどまっています。白血球数および血小板数の増加・減少はないことから、造血能異常は否定的です。また網状赤血球、ビリルビンおよびLDの増加はなく、ハプトグロビンの低下も認めないため、溶血性疾患による貧血も否定されました。血清鉄およびフェリチンは一応基準範囲内ですが、鉄剤服用中にしては低いと思われます。鉄欠乏性貧血ではMCHCが低下し、UIBCが高値となります。しかし本症例では、MCVとMCHは低値ですが、MCHCは低下しておらず鉄欠乏性貧血は否定的です[1,2]。

□ 検査部のフィードバック

　検査部での血液像の目視検査で、赤血球の大小不同および標的赤血球（target cell）が多数認められました。標的赤血球は弓矢の的のように中心部と辺縁部が濃く染色される赤血球で、鉄欠乏貧血でもよくみられますが、サラセミアでも認めます。

　また、ヘモグロビン分画を測定したところ、成人では本来1％以下である胎児性ヘモグロビン（HbF）が9.1％と増加していました。

□ 症例　その後

　ヘモグロビン遺伝子（*HBA*と*HBB*）の解析を行ったところ*HBB*遺伝子に変異を認め、β^0-サラセミア〔codon90 GAG → TAG（終止コドン）〕のヘテロ接合体であることが判明しました。この変異では90番目のグルタミン酸が終止コドンになり、β鎖が全く産生されません（β^0-サラセミア）。

　重症サラセミアでは幼少期より重度の貧血が存在し、成長障害や骨格異常を呈するため、治療として定期的な輸血を必要としますが、軽症〜中間型サラセミアでは輸血は必要ありません。しかし妊娠や感染が原因で貧血の増悪を来すことがあり、本症例は先天性のサラセミア症例で、妊娠に伴い鉄需要が増加して鉄欠乏となり、貧血が増悪したという機序が考えられました。

□ まとめ

　小球性低色素性貧血の原因として最も頻度の高いのは鉄欠乏性貧血（慢性の出血、過多月経などで生じます）ですが、炎症、血管内溶血（発作性夜間血色素尿症など）、サラセミア、鉄芽球性貧血（後述参照）なども考慮する必要があります。

　ヘモグロビンはα鎖2分子β鎖2分子からなる四量体で、それぞれのグロビン鎖の中心に酸素を結合するヘム鉄を有しています。サラセミアは*HBA*遺伝子または*HBB*遺伝子のいずれかの遺伝子変異が原因でα鎖またはβ鎖の産生が低下する疾患です。α鎖の産生が低下しているものは「αサラセミア」、β鎖の産生が低下しているものは「βサラセミア」と呼ばれます。

　αサラセミアでは、BCB染色で余剰のβ鎖が四量体を形成したHbHが赤血球封入体として認められることがあります（軽症型では認めません）。

　βサラセミアでは、成人で微量に産生されるδグロビンの産生障害はありませんので、相対

的にδグロビンが過剰となり、通常は2.5〜3.5％であるHbA2（α2δ2）が軽度増加します。また、胎児ヘモグロビンであり通常は1％未満しか産生されないHbF（α2γ2）が、β鎖の不足を補うように増加している場合があります。日常検査でヘモグロビン分画を測定する検査項目はありませんが、HPLC法でHbA1cを測定すると同時にHbF分画の測定が可能です。ただし一部の測定装置には、専用の測定モードを使用することによりHbA2分画の測定が可能なものもあります。

　血液検査結果では、鉄欠乏性貧血とサラセミアはともにMCV 80 fL未満を呈しますが、サラセミアは必ずMCV<78 fLとなり、MCV≧78 fLであればサラセミアは否定できます。また鉄欠乏性貧血では、しばしばMCHCが低下していますが、サラセミア単独では基準範囲下限を切ることはほとんどありません。ただし、MCHは27 pg未満と必ず低下しています。鉄欠乏貧血では赤血球増多を認めることは少ないですが、サラセミアでは代償性の赤血球増多がみられ、低MCV・高RBCが特徴です。Mentzer index（MCV／RBC）を計算すると、サラセミアでは13以下、鉄欠乏性貧血では13以上を示すことが多く、鑑別に有用です[3]。

　サラセミアの確定診断には遺伝子検査が必須となります。サラセミアの遺伝子検査は現在保険収載されていませんが、一部の衛生検査所において自費で検査可能です。

　日本におけるサラセミアの頻度は、βサラセミアは1,000人に1人、αサラセミアは2,500人に1人程度であり、必ずしも稀な疾患ではありません。地中海地方や東南アジア出身者には特に頻度が高いため、在留外国人に多くみられる疾患です。

　軽度〜中等度の貧血を呈するサラセミア患者には特別な治療は不要ですが、小児期や感染・妊娠時に貧血が悪化する場合があり、貧血が重度の場合は輸血が必要となることがあります。きちんと診断をつけておくと、不要な鉄剤投与や過剰な検査を防止することになります。

＋ α　こ う い う ケ ー ス も 注 意 ！

「サラセミアに鉄欠乏性貧血が合併している場合もある」

　一般的にサラセミアでは鉄欠乏は認めず、サラセミア患者に対し過剰な鉄剤投与は溶血の原因となり禁忌とされています。しかし、過多月経や子宮筋腫、消化管出血、スポーツ貧血など鉄喪失の増大、妊娠、授乳、小児・思春期の成長に伴う鉄需要の増加に伴う鉄欠乏性貧血を合併することは珍しくありません。サラセミア患者であっても、鉄欠乏がある場合、鉄剤投与は必要です。サラセミア患者に鉄欠乏性貧血が合併した場合、貧血が重症化する可能性があります。

　鉄芽球性貧血のほとんどは骨髄異形成症候群（MDS）に合併するもの（特発性鉄芽球性貧血）で、遺伝性あるいは二次性（原因としてはイソニアジドなどの薬剤、鉛、慢性炎症など）は稀です。いずれの場合も骨髄における環状鉄芽球（sideroblast）の出現（15％以上）が特徴的で診断的価値があります。赤血球恒数では、MDSに合併する場合、MCVが100 fLを超え大球性貧血であることが多いです。また*ALAS2*遺伝子変異に伴う遺伝性の場合、小球性貧血になるのが特徴とされています。その他、無効造血を反映して血清鉄の上昇、血清フェリチン値の上昇、UIBCの低下がしばしばみられます。

参考文献

1）　成田美和子. 貧血の分類と診断の進め方. 日内会誌 2015；104：1375-1382.
2）　日本臨床検査医学会, 日本臨床検査医学会ガイドライン作成委員会. 臨床検査のガイドライン JSLM2021：宇宙堂八木書店；2021.
3）　服部幸夫. 日本人のサラセミア. Med Pract. 2016; 33: 1377-1380.

（宮﨑　彩子）

症例3　グリコヘモグロビン（HbA1c）と
グリコアルブミン（GA）の乖離

□ はじめに

　グリコヘモグロビン（HbA1c）は、糖尿病のスクリーニングやコントロール指標として欠かせない検査項目です。血糖値とともに糖尿病の診断基準項目になっています。ヘモグロビンはα鎖2分子β鎖2分子からなる四量体ですが、血中にはその他にもα鎖とγ鎖からなる胎児性ヘモグロビン（HbF）や様々な修飾を受けたヘモグロビン成分が微量に存在しています。溶血液を高速液体クロマトグラフィー（HPLC）にかけると各ヘモグロビン成分を分離することができます。HbA1cはヘモグロビンのβ鎖のN末端にグルコースが結合した修飾ヘモグロビンで、HPLCで分離すると非修飾ヘモグロビンより早く溶出するピーク（HbA1c分画）として観察できます。HbA1cは全ヘモグロビン分画に占めるHbA1c分画の割合として算出します（図2-1）。

NAME	%	TIME	AREA
EP	0.00	0.00	0.00
A1A	0.33	0.11	3.27
A1B	1.17	0.15	11.41
F	0.20	0.19	2.00
LA1C+	2.14	0.24	20.94
SA1C	5.47	0.29	42.49
A0	91.81	0.39	897.86
		TOTAL AREA	977.97

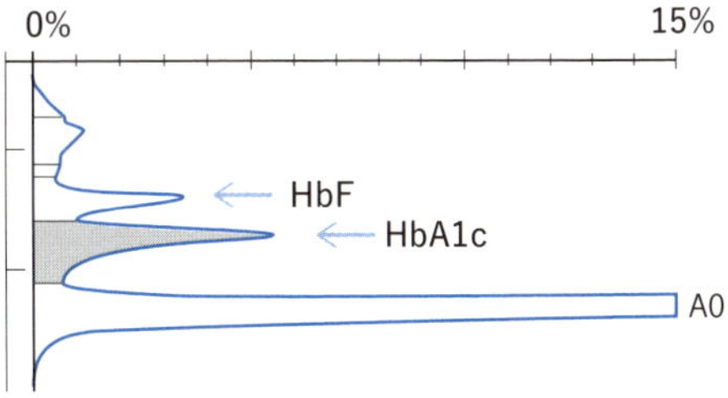

- HbF（胎児性ヘモグロビン）分画 ···· F
- HbA1c分画 ···· SA1C
- 非糖化ヘモグロビン分画 ···· A0

HbA1c(NGSP)	5.47 %
HbA1c(JDS)	5.12 %
HbF	0.20 %

図2-1 | ヘモグロビンのHPLC溶出パターン

グリコアルブミン（GA）はアルブミンが糖化を受けたもので、グリコヘモグロビンが赤血球寿命（約120日）の影響を受け過去1〜2ヶ月の血糖値を反映するのに対し、アルブミンの半減期は約17〜23日と短いため過去約2週間の血糖値を反映する指標となります。すなわち、HbA1cに比べてより短期間の血糖変動状態をとらえることができるため、比較的短期間における糖尿病の悪化などの病態をとらえる時に使用されます。

HbA1cは、貧血の回復期、溶血性貧血、肝硬変などの赤血球寿命が短縮する病態や腎不全による貧血に対するエリスロポエチン使用時などでは、血糖値を反映しません。一方GAは、アルブミン代謝が亢進する病態（甲状腺機能亢進症、グルココルチコイド投与時、クッシング症候群、ネフローゼ症候群、高度肥満など）では血糖値に比較して低値となり、アルブミン代謝が低下する病態（甲状腺機能低下症、肝硬変、るい痩など）では逆に高値となるため、注意が必要です[1]。健常人やコントロールが良好な糖尿病患者では両者の相関は良好ですが、時に乖離を認めることがあります。ここでは、HbA1cとGAの値に大きな乖離を認めた症例を呈示し、検査結果をどのように評価すればよいのか考えていきましょう。

□ 症例　〜現場にて〜

70歳代の女性。39歳で胆嚢摘出術を受けた際に高血糖（空腹時血糖200 mg/dL以上）を指摘されました。以後は、近隣病院にて経口血糖降下薬を処方され、HbA1c値が下がれば服薬を中止し、上昇すれば再開することを繰り返していました。60歳時に当院糖尿病内科に教育入院をしました。入院中にインスリン治療を受けて血糖値が安定したためインスリンは中止し、退院後は近隣病院で経口血糖降下薬のみでの治療となっていましたが、X年1月からは自己判断で治療を中断していました。X年6月（69歳時）に公園で意識消失発作を起こし、当院に救急搬送されました。意識消失は短時間で、来院時には意識は回復しており、麻痺などは認めませんでした。

意識消失発作の原因精査と並行して糖尿病治療のために同年7月に当院糖尿病内科を再受診しました。1ヶ月後に施行された頭部MRI検査では右基底核に亜急性期の出血を疑う所見を認め、意識消失の原因は脳出血による可能性が考えられました。糖尿病内科受診時の空腹時血糖は297 mg/dL、HbA1cは7.7％でした。75gOGTTはDiabetic pattern、Insulin low response、GAD抗体は陰性でした。経口血糖降下薬を処方され、1ヶ月後には141 mg/dL、HbA1c値は6.7％と改善を認めましたが、グリコアルブミン（GA）は28.4％と高値でHbA1cとの乖離を認めました。その後、外来治療にてHbA1cは5％台と正常化しましたが、GAの高

値は持続しHbA1cとは乖離したままでした。検査データの推移を表2-3に示します。

表2-3 | **検査データの推移**

	基準範囲	初診時	X年 7月	X年 8月	X年 9月	X年 12月	X+1年 3月
WBC	$35.0 \sim 90.0 \times 10^2/\mu L$	67.5	49.8	58.9	53.8	53.8	52.8
RBC	M:$400 \sim 550 \times 10^4/\mu L$ F:$350 \sim 500 \times 10^4/\mu L$	380	391	391	398	413	407
Hb	M:14 ~ 18 F:12 ~ 16 g/dl	11.3	11.6	11.7	11.9	12.2	12
Ht	M:40 ~ 50 F:35 ~ 45%	33	34.1	34.6	35.0	36.0	35.4
MCV	80 ~ 100 fl	86.8	87.2	88.5	87.9	87.2	87
MCH	30 ~ 35 pg	29.7	29.7	29.9	29.9	29.5	29.5
MCHC	30 ~ 35%	34.2	34.0	33.8	34.0	33.9	33.9
PLT	$15 \sim 35 \times 10^4/\mu L$	19.8	19.4	17.5	18.7	18.0	20.3
網状赤血球	0.6 ~ 2.0%						0.6
Fe	40 ~ 200 µg/dl						41
血糖	70~109 mg/dL	297	141	162	153	179	255
HbA1c	4.6 ~ 6.2%	7.7	6.7	6.2	6.1	5.1	5.2
GA	11.0 ~ 16.0%		28.4	24.5	25.3	25.9	25.8
TP	6.6 ~ 8.7	6.2					6.8
Alb	3.7 ~ 4.7	3.9					4.4
総ビリルビン	0.2 ~ 1.2 mg/dL	0.7					1.2
直接ビリルビン	0.4未満 mg/dL						0.2
AST	13 ~ 33 U/L	17	18	19	19	21	21
Alb	8 ~ 42 U/L	10	11	12	14	14	12
γ-GT	11 ~ 58 U/L	13	13	13	16	18	14
LD	119 ~ 229 U/L	216					198
CRE	0.36 ~ 1.06 mg/dL	0.74	0.82	0.85	0.79	0.80	0.77
BUN	8 ~ 20 U/L	16					12
FT4	0.7 ~ 1.48 ng/dL	1.27					
TSH	0.35 ~ 4.94 µIU/mL	1.610					

□ 検査部でのチェックでわかった異常

　急激に発症した1型糖尿病の初期では、高血糖にもかかわらずHbA1cがまだ上昇していない場合が考えられます。このような場合、GAは血糖値の上昇を反映して高値となるため、両者の乖離を認める可能性があります。しかし本症例は、発症からかなりの期間が経過した2型糖尿病であり、半年ほど治療を中断していたことから、長期間高血糖が持続していたと考えられ、急激な血糖上昇は否定的です。また急激な血糖上昇によるHbA1cとGAの乖離であれば、時間が経過すると両者はよく相関するようになるはずです。ところが本症例では、糖尿病の治療に伴いHbA1cとGAはともに改善傾向にはあるものの、依然として乖離が存在しています。本来GAはHbA1cとの相関が高く、簡便な計算法として回帰式［GA÷4+2.2＝HbA1c］を使用してHbA1cに換算できます。この回帰式を使用して初診より9ヶ月後のGA値（28.4％）から求めたHbA1cの概算値は8.7％となり、実際の測定値である5.2％とはかなり乖離しています。

　アルブミンは肝臓で産生されるため、肝硬変や甲状腺機能低下症などでは総アルブミン量が減少し、相対的に糖化されたアルブミンの割合が増えるためGAは血糖値に比べて高値となります。本症例では、総蛋白（TP）、血中アルブミン、ビリルビン、肝酵素の値から肝機能には問題はないと考えられます。FT4とTSHはともに基準範囲内にあり、甲状腺機能障害も認められません。また、赤血球寿命が短縮すると相対的に糖化されたヘモグロビン量が減少するためHbA1cは血糖値に比べ低値となりますが、本症例ではHbが12.0 g/dL前後と年齢を考えれば貧血はないと評価できます。また、ビリルビンやLD、ASTの上昇は認めず溶血も否定的です。そして、網状赤血球の増加も認めないため、急激な赤血球産生の増加も否定されます。

　以上から、GAの値は正確に血糖値を反映しており、HbA1cの測定値に問題がある可能性が考えられました。

□ 検査部のフィードバック

　自動グリコヘモグロビン（HbA1c）測定装置（HPLC法）の溶出パターンを確認すると、A1c分画とA0分画の間に通常では認めない、異常ピークを認めました（図2-2）。

NAME	%	TIME	AREA
EP	0.0	0.00	0.00
A1A	0.5	0.23	5.34
A1B	0.5	0.30	5.56
F	0.9	0.37	11.09
LA1C+	1.8	0.48	20.69
SA1C	5.2	0.60	46.74
A0	89.6	0.80	1048.80
TOTAL AREA			977.97

HbA1c(NGSP)			5.2 %
HbA1c(JDS)			4.9 %
HbA1	6.2 %	HbF	0.9 %

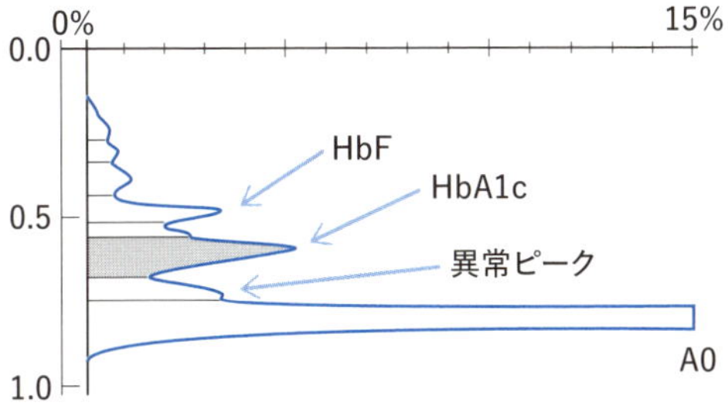

POO	0.9	0.55	11.05
PO1	1.9	0.74	21.75

UNKNOW PEAK

図2-2 | 症例のHPLC法の溶出パターン

　また、別の測定原理（免疫法）で測定したHbA1cは8.5％とHPLC法の5.2％と大きく乖離していましたが、GA値より概算したHbA1cとはほぼ近似していました。

　検査部からHbA1c測定装置のメーカーに汎用HPLCでの高分解能Hb分画解析を依頼しました。その結果、A0分画の前後に2つの異常ピークを認めました。これにより異常（変異）ヘモグロビンの存在が疑われました。

□ 症例　その後

　ヘモグロビン遺伝子（HBAとHBB）のDNA解析を行ったところ、HBB:c.68A>C, p. Glu22Alaのヘテロ接合体であることがわかりました。これは「Hb G-Coushatta」と呼ばれる異常（変異）ヘモグロビンです。Coushatta は米国ルイジアナ州にある地名で「コウシャター」と発音します（「シャ」の部分にアクセントがあります）。自動HbA1c測定装置の溶出パターンで認めた異常ピークはHb G-Coushattaの糖化成分であることがわかりました。HPLC法では、陽イオン交換樹脂を充填したカラムへの吸着力の違いを利用してヘモグロビンを分離します。異常ヘモグロビンではアミノ酸置換によりカラムへの吸着力が変化するため、異なった時間に溶出されます。Hb G-Coushattaはβ鎖22番目のグルタミン酸がアラニンに置換していて正常ヘモグロビンよりもカラムへの吸着力が強くなり、より遅くに溶出します。そのため、糖化成分が正常鎖の糖化成分より遅れて二つに分かれて溶出し、真値よりも低い値になったと考えられました。それに対し、免疫法はグルコースを結合したβ鎖N末端を認識する抗体を使用して抗原抗体反応を利用してHbA1c成分を検出するため、抗原認識部位から外れた部位にアミノ酸置換があっても反応性に影響はありません。

　Hb G-Coushattaは安定で易溶血性はなく酸素親和性に変化はありません。鎌状赤血球症の原因であるHbSのように、赤血球を変形させることもありません。よってHb G-Coushattaの糖化のしやすさは、正常ヘモグロビンと差がありません。本症例では、血糖コントロールの指標として今後は免疫法で測定したHbA1cあるいはGAを使用するのがよいと考えられました。なお当院の検査部では、免疫法でのHbA1c測定は実施していないことから、本症例のその後の血糖コントロールの指標にはGAを使用することになりました。

　なお、異常（変異）ヘモグロビンは常染色体優性遺伝（顕性遺伝）形式をとるため、親から子へ遺伝する確率は50％です。後日、本症例の娘さんのHBB遺伝子検査を実施しましたが、遺伝子変異は認められませんでした。

□ まとめ

　HbA1cの測定法としては、HPLC法、免疫法、酵素法など、測定原理が異なる複数の方法があります。

　HPLC法は、イオン交換クロマトグラフィーによってヘモグロビンを分離し、溶出チャートの糖化ヘモグロビンの面積と総ヘモグロビンの面積比よりHbA1cを求めます。HPLC法は専用の自動測定装置を使用し、短時間で測定でき、再現性が高く精度の高い検査法であるため、多

くの検査部で使用されています。HbA1c 以外に HbF も測定できます。しかし、異常（変異）ヘモグロビンが存在すると A1c 分画が本症例のように二つに分離して溶出するため、測定誤差の原因となります[2]。

　免疫法は、グルコースの結合した β 鎖 N 末端部を認識する抗体を用いた測定法で、HbA1c のみを選択的に測定することが可能です。抗原認識部位から外れた部位のアミノ酸置換を持つ異常（変異）ヘモグロビンでは測定に影響を受けません。カートリッジ式やディスク式の試薬キットが販売されており、POCT（Point Of Care Testing）としてクリニックなどで少数の検体を比較的短時間で測定できますが、1検体当たりのコストは高めです。

　酵素法は、グルコースの結合した β 鎖 N 末端のジペプチドを特異的に酵素で切断し、発色させて検出します。汎用の自動分析装置を用いての大量検体処理に向いているため、外注の衛生検査所（検査センター）で多く使用されています[3]。

　HbA1c は過去1～2ヶ月の平均血糖値を反映するという検査値の特性上、血糖値の変動の大きい症例では血糖コントロール状態の実態を反映しない場合があります。また高血糖状態が存在しても、低血糖が存在すると HbA1c の値は相殺されてそれほど上昇しない場合があります。劇症1型糖尿病のように突然急激に高血糖状態を来す病態では HbA1c 値は遅れて上昇し、逆に治療により速やかに高血糖が改善されても HbA1c 値はすぐには改善しません。それに対し、GA は約2週間の血糖値を反映するため、インスリン導入や妊娠、手術時などに短期間の血糖コントロールの指標として使用することが可能です。

　HbA1c 値と血糖値および GA 値の恒常的な乖離を認めた場合、異常（変異）ヘモグロビンの存在を考慮して、複数の測定原理を用いて HbA1c を測定したり、HPLC 法によるヘモグロビンの溶出パターンをチェックしたりする必要があります[4]。異常（変異）ヘモグロビンの確定診断には遺伝子検査が必要です。異常（変異）ヘモグロビンの遺伝子検査は現在保険収載されていませんが、一部の衛生検査所において自費での検査が可能です。

＋α　こ う い う ケ ー ス も 注 意 ！

「糖化のしやすさが変化している異常（変異）ヘモグロビンもある」

　異常（変異）ヘモグロビンはアミノ酸置換の起こった部位やアミノ酸の違いにより、糖化しやすさに変化が起こる場合があります。アミノ酸置換がヘム鉄結合付近に生じた場合、ヘモグロビン構造が不安定になり溶血を起こします。このため赤血球寿命が短縮します。グルコースが結合するβ鎖N末端にアミノ酸置換が起こった場合、アミノ酸の種類によってはアセチル化を受けやすくなり、N末端にグルコースが結合できない、あるいは結合しにくくなることがあります[5]。このような場合、HbA1cは血糖値を反映しません。逆にアミノ酸置換により、通常よりグルコースが結合しやすくなる変異も存在します。Hb Himeji（β140Ala→Asp）[6]は、正常ヘモグロビンに比べて数倍糖化成分が多く存在します。よって、どの測定法においてもHbA1cが偽性高値となるため、耐糖能異常がないにもかかわらず糖尿病と診断される可能性があり、注意が必要です。

参考文献

1）Koga M, Kasayama S. Clinical impact of glycated albumin as another glycemic control marker. Endocr J 2010;57:751-762.

2）東野功嗣. HPLC法の素敵な部分と酵素法のチャームポイント. 生物試料分析 2020；43：224-230.

3）石井 葵. 酵素法の素敵な部分と免疫法のチャームポイント. 生物試料分析 2020；43：231-235.

4）宮﨑彩子. Hb異常症がHbA1c測定に与える影響. 兵庫医科大学医学会雑誌 2021；46：15-20.

5）Ohba Y, Hattori Y, sakata S, et al. Hb Niigata [beta1 (NA1) Val→Leu]: the fifth variant with retention of the initiator methionine and partial acetylation. Hemoglobin 1997;21:179-186.

6）Ohba Y, Miyaji T, Murakami M, et al. Hb Himeji or beta 140 (H18) Ala→Asp. A slightly unstable hemoglobin with increased beta N-terminal glycation. Hemoglobin 1986;10:109-125.

（宮﨑　彩子）

症例4　**ALT値の経時的変化**

□ はじめに

　ALTはアラニンアミノトランスフェラーゼ（Alanine Aminotransferase）の略で、アミノ酸とα
-ケト酸とのアミノ基の転移反応を触媒する酵素です。以前はGPT（Glutamic Pyruvic
Transaminase：グルタミン酸ピルビン酸トトランスアミナーゼ）と呼ばれていました。同じくアミノ
基転移酵素としてAST（Aspartate Aminotransferase：アスパラギン酸アミノトランスフェラーゼ）
があります。ASTは以前、GOT（Glutamic Oxaloacetic Transaminase：グルタミン酸オキサロ
酢酸トランスアミナーゼ）と呼ばれていました。

　ASTは肝臓（140 KU/g）だけではなく心筋（155 KU/g）や骨格筋（100 KU/g）、赤血球な
どにも広く存在しています。そのため、肝疾患のみならず心筋梗塞や炎症性筋炎などの筋疾
患、溶血などでも血中で増加します。一方、ALTは主に肝臓に存在し（45 KU/g）、その他、腎
臓（20 KU/g）、心臓（7 KU/g）など臓器局在が比較的限られています[1,2]。骨格筋にもALT
は存在しますがASTの1/10 ～ 1/20程度の活性しかありません。そのため、ALTのみが高値
を示す場合、肝疾患の可能性が高いといえます。ASTとALTでは血中半減期が異なり、AST
は11 ～ 15時間、ALTは40 ～ 50時間といわれています。この差が臨床では重要であり、肝
細胞が一斉に破壊される急性肝炎や慢性肝炎の急性増悪ではAST>ALTとなり、その後逆転
してAST<ALTとなります。

　ここでは、治療薬剤の影響によるALT値の異常を、ASTとALTの血中半減期の違いから発
見した症例を呈示します[3]。

□ 症例　～現場にて～

　70歳代の男性。パーキンソン病が既往歴にありました。採血当日の午前2:30頃に筋硬直が
発生したためドパコール配合錠（100 mg）を緊急内服し、同日の午前6:00頃に採血されました。

　採血結果をみたところ、ASTとALTが前日の値に対して、ASTより半減期の長いALTの方
が大きく低下するという不自然な変動を示しました。そのため、同じ検体を用いて再測定（再
検）を実施したところ、ALTのみ再現性に欠ける値が得られました。そして再々検の値はさらに
上昇し、その後時間を置いて測定を繰り返したところ、経時的な上昇を認めました。生化学検

査の時系列結果を表2-4に示します。

表2-4 | 生化学検査の時系列結果

項目名	単位	前回値 （前日）	初検値	再検値 （20分後）	再々検値 （40分後）	4時間後	10時間後
TP	g/dL	5.1	5.2				
Alb	g/dL	2.6	2.7				
T-Bil	mg/dL	0.9	1.1				
AST	U/L	336	121 ↓	121			
ALT	U/L	443	94 ↓↓	101 ↗	106 ↗	218 ↗	271
LD	U/L	340	169	170			
ALP	U/L	1614	1708				
γ GT	U/L	755	754				

　検査部では10時間後に得られた271 U/Lを、参考値として最終的に報告しました。

☐ 検査部でのチェックでわかった異常

　ASTとALTではALTの方が半減期は長いため、値の低下する速さはALTの方がASTより遅くなります。ところが、本症例では、初検値でASTよりもALTの方が前回値よりの低下が大きく、さらに時系列結果を確認したところ、ASTは初検値と再検値で再現性を確認できましたが、ALTは経時的に上昇するという現象がみられました。これは「検体中にALTの反応を阻害する物質が存在し、その阻害物質が時間経過とともに阻害活性を失った」からであると考えないと説明できません。

　そこで検査部では、対象の患者検体を経時的に測定する過程で、初検から4時間後と24時間後に添加回収試験を行いました。具体的にはALT値がすでにわかっている検体A・Bをそれぞれ患者検体と1：1で混合し、ALTを測定しました。そして、その結果と予想される2検体の平均値に対する実測値の百分率を回収率としました。結果を表2-5に示します。

表2-5 ｜ **添加回収試験結果**

	該当検体 （U/L）	検体A （U/L）	検体B （U/L）	等量混合 予測値 （U/L）	実測値 （U/L）	回収率 （%）
初検から4時間	218	271	-	244.5	130	53
初検から24時間	272	-	201	236.5	240	102

　添加回収試験の結果、4時間後の回収率は53％、24時間後に102％の回収率が得られました。24時間後の測定値は表2-4に示した10時間後の測定値とほぼ同じであり、添加回収率もおよそ100％を示したことから「10時間後の測定値を参考値として臨床側に返したことが正しい」ことが裏付けられました。

　本症例では採血の約3時間半前にレボドパ製剤を内服していたことから、レボドパ製剤が該当検体のALT活性を阻害している物質である可能性を考えました。そこで、レボドパ製剤を服用している他の患者3名のAITを経時的に測定したところ、同様に経時的に上昇する現象がみられました（図2-3）。

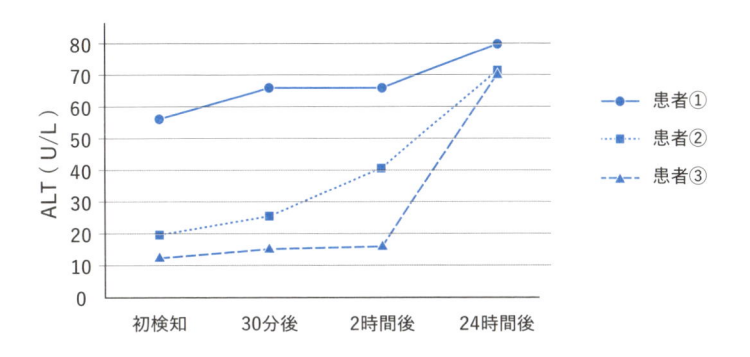

図2-3 ｜ **レボドパ製剤内服患者の経時的変動**

　すなわち、レボドパ製剤に由来する何らかの成分によりALT活性の低下（抑制）が採血管内で発生し、経時的にこの成分が失活する（分解される?）ことで抑制が徐々に解除されALT活性が回復すると考えられました。

□ 検査部のフィードバック

　レボドパ製剤により ALT の活性低下が発生することを説明し、その影響は時間を置くことで消失するため報告に時間がかかることを主治医に連絡しました。

□ 症例　その後

　その後も検査部ではレボドパ製剤を使用している間は時間をおいて測定し、また添加回収試験を行い回収率が100％になったことを確認して報告を行いました。薬剤による影響を主治医団（含研修医）と検査部で共有し、偽低値報告を防止しています。

□ まとめ

　ALT 測定に影響を与える薬剤があることを、医師団と検査部門で情報共有することが必要です。また、検査部門では影響があるレボドパ製剤を処方している患者に対し、検査システム上で ALT にマークが出現するよう設定し偽低値報告を回避するなどの対策を行い、当該患者の担当以外の医師とも情報を共有できるようにすることが重要です。レボドパ製剤のどの成分が、どのような機序で ALT 活性を低下させるのかは明らかではありませんが、本症例は、チーム医療における情報や知識を共有することの重要性を改めて示すと同時に、医師はともすれば薬効と副作用に目がいきがちですが、誤った評価を避けるために、既知・未知の薬物の臨床検査値への影響についても注意を払わないといけないことを示しています。

+ α　こ う い う ケ ー ス も 注 意 ！
「ビタミン B₆ 欠乏にご用心」

　日常検査、特に生化学検査では、一般に高値の場合は目に止まりやすいですが、低値の場合は見逃される可能性があります。検査部では、稀に ALT の低値結果に遭遇します。そのような症例で多いのが、末期の腎不全や人工透析患者でのビタミン B₆（ピリドキシン）不足によるものです。

　腎不全患者の食事は、蛋白質やカリウム、リンを厳しく制限されており、その制限の影響から水溶性ビタミン含有量も低下しています。また、透析では体に不要な物質を除去し

　ますが、それによって必要なビタミンB群などの水溶性の栄養素も除去されています。そのため、ビタミンB_6非補充透析患者の血中ビタミンB_6濃度は低値を示すことが多く、血液透析により血中濃度が30％程度減少するという報告もあります[4]。

　AST・ALTの活性化にはピリドキサルリン酸（pyridoxal phosphate；PALP）が補酵素として必要ですが、ビタミンB_6欠乏状態ではPALP活性が低下します。我が国で広く普及しているJSCC（Japan Society of Clinical Chemistry）法は、国際標準法であるIFCC（International Federation of Clinical Chemistry）法と基本的な測定原理は同じですが、PALPが添加されていない点が異なります。そのためにJSCC法では、ビタミンB_6欠乏時にALTが低値になってしまいます。もしALTが1桁の患者をみたら、ビタミンB_6欠乏を疑ってみましょう。

　ビタミンB_6はヘム合成の初期に必須のビタミンであるため、ビタミンB_6欠乏では貧血を来します。ビタミンB群ではB_{12}欠乏による貧血が有名ですが、B_{12}欠乏の場合は大球性貧血となるのに対し、B_6欠乏では小球性貧血になるとされています。吸収不良症候群や高齢者で食事摂取量が低下している場合などでは、ビタミンB_1やB_6の欠乏が貧血の原因となっていることがあります。

　ビタミンB_6はヘム合成以外にも、神経伝達物質の生成や糖新生などに欠かせないビタミンとされており、B_6欠乏は舌炎や口唇・口角の炎症、末梢神経障害などを引き起こします。

参考文献

1）　高木 康（監）, 山田俊幸, 大西宏明（編）. 標準臨床検査医学第5版：医学書院；2023.
2）　河合 忠（監）, 山田俊幸, 本田孝行（編）. 異常値の出るメカニズム第7版：医学書院；2018.
3）　"医療検査と自動化"編集委員会（編）. 治療薬物および透析による検査値への影響. 日本医療検査科学会誌 2023；48（Suppl.1）：58-59.
4）　本田浩一. 透析療法の課題と展望 2020 水溶性ビタミンの補充. 腎と透析 2020；88：683-687.

（雪松　里佳・小柴　賢洋）

症例5　アルカリホスファターゼ（ALP）単独高値

□ はじめに

　様々な酵素にはアイソザイム（isozyme、アイソエンザイム：isoenzymeとも言います）が存在します。「アイソ」は「同一の、類似の」という意味の接頭語です。「ザイム」は「エンザイム」、すなわち酵素を意味します。したがって、「アイソザイム」は「同一の反応を触媒する、構造のよく似た酵素」という意味合いになります。アイソザイムは主に産生される組織部位が異なっていることから、特に高値を示す場合にアイソザイムを測定することで、どの臓器由来か、すなわち障害臓器がどこなのかを推定するのに役立ちます。臨床現場ではLD、ALP、アミラーゼ、CKなどのアイソザイムがしばしば測定されています。構造やサブユニットの構成が異なるため、電気泳動を行うと異なる移動度を示すことにより、各アイソザイムの相対量を計測します。

　リン酸基を付加する酵素は「キナーゼ（kinase）」、逆にリン酸基を外す酵素は「ホスファターゼ（phosphatase）」と呼ばれます。アルカリホスファターゼ（ALP）はリン酸モノエステルを加水分解する酵素で、アルカリ側に至適pHを有しているため、このように呼ばれます。分子量12〜15万の糖蛋白で、GPIアンカーを介して細胞膜に結合した膜結合酵素です。そのため、ASTやCKなどの逸脱酵素（細胞が破壊されて細胞内の酵素が血中に漏れ出てきて高値となる）ではなく、胆道系の細胞などの修復過程で細胞の再生とともにALPの合成亢進が生じ、血中に放出され血清ALPが高値になるという機序が想定されています。また、胆汁中に排泄されるため、胆汁うっ滞や閉塞性黄疸などで胆汁の流れが悪くなると、血中に漏れ出し高値になるという機序も考えられています。

　ALPアイソザイムは一般にALP1〜ALP5の5種類に分類されます（後述するように、免疫グロブリン結合型ALPをALP6として6種類に分類することもあります）。健常者では通常、肝胆道系由来のALP2と骨由来のALP3が血清中に存在しています。成人ではALP2、小児ではALP3が主体になります。小児期は骨の成長に伴い骨芽細胞由来のALP3が増加するため、1歳〜思春期で成人の3〜4倍、成長期のピークでは成人の4〜6倍になることもあります。その他に血液型B型またはO型でLewis分泌型の人では，ALP総活性値および小腸由来のALP5の出現率が（特に脂肪食後に）高くなることがあります。外来などで食後の採血の場合には患者によっては注意が必要となりますが、この場合のALP総活性値は軽度の上昇にとどまります。

ALP4は胎盤由来のため、妊娠女性では高値をとります。第1・2トリメスター（妊娠初期〜中期）は非妊娠成人女性とほぼ同じ値ですが、第3トリメスター（妊娠後期）になると増加します[1]。

　一方、病的な場合として、ALP1は肝胆道系に閉塞機転がある場合（閉塞性黄疸や肝膿瘍、転移性肝がんなど）に出現します。ALP2の増加は急性肝炎、慢性肝炎、肝内胆汁うっ滞などの肝疾患で、ALP3は骨芽細胞により産生されるため、骨折やがんの骨転移など骨芽細胞が活性化される病態で増加します。多発性骨髄腫の進行例では多発性の打抜き像（punched out lesion）をみることがありますが、この場合は骨芽細胞の活性化を伴わないため、ALP3の増加は認めないとされています。ALP4は妊娠以外に肺がんや卵巣がんなどの悪性腫瘍で高値をとることがあり、注意が必要です。

　ここでは、肝酵素の検査でALPのみが異常高値を示した患者を呈示します。

□ 症例　〜現場にて〜

　60歳代の男性。X-7年に潰瘍性大腸炎（Ulcerative colitis；UC）を発症しています。この患者のUCはステロイド耐性で、生物学的製剤や血球除去療法にも難治性であったため、X-4年に大腸全摘術と回腸人工肛門増設術を受けました。1ヶ月後に人工肛門閉鎖術を受けましたが、残存肛門管に再燃を来し、治療抵抗性のためX-3年に人工肛門が再造設されています。その後もストマ脱出や痔瘻、肺炎など様々な合併症を乗り越えてきました。肝酵素の検査ではALPが時折、軽度上昇していることがありました（我が国での標準検査法だったJSCC法で、基準範囲上限が322 U/Lのところ、本症例は360-370 U/L程度）が、ALPの単独高値かつ検査値もこれより増加することがなかったため、経過観察のみとなっていました。

　X年10月の血液検査でALPが突然1,809 U/Lまで上昇し、その後も変動はあるもののほぼ2,000台の値を継続していました。X+2年からALPの測定法が、小腸型ALPの測り込みの少ないIFCC法（国際標準法）に変更され、基準範囲も38-113 U/LとJSCC法での測定値の約1/3程度に変更されました。それに伴い、この患者のALP値は300-680 U/L程度となりましたが、やはり変動はあるものの異常高値が継続して観察されています（表2-6）。

表2-6 ｜ 肝酵素データ

	基準範囲	X-3年 8月	X-2年 8月	X-1年 8月	X年 7月	X年 10月	X+1年 7月	X+2 年3月	X+2年 10月	X+3年 7月	X+3年 11月
TP	6.6-8.1 g/dL	7.5	7.5	6.8	7.6	7.4	7.8	8.5	7.2	7.8	7.8
Alb	4.1-5.1 g/dL	4.3	4.3	3.6	4.3	3.9	4.1	3.6	2.8	3.4	3.5
A/G		1.34	1.34	1.13	1.30	1.11	1.11	0.73	0.64	0.77	0.81
T-Bil	0.2-1.2 mg/dL	0.6	0.6	0.3	0.6	0.5	0.5	0.5	0.5	0.5	0.3
AST	13-30 U/L	15	12	13	18	16	14	16	24	18	24
ALT	10-42 U/L	13	10	12	14	16	8	14	26	18	27
LD_ JSCC	124-222 U/L	184	182	171	188	165	182	172	185		
LD_ IFCC	124-222 U/L								167	152	137
ALP_ JSCC	106-322 U/L	355	414	361	369	1809	1982	1441	2901		
ALP_ IFCC	38-113 U/L								583	335	384
γGT	11-58 U/L	22	20	28	20	20	15	48	52	33	40

□ 検査部でのチェックでわかった異常

　ALPアイソザイムはX+1年の4月と12月の2回オーダーされ、どちらもほぼ同じ泳動パターンを呈していました。各アイソザイムの相対量を表に示します（図2-4）。

分画No.	分画名	結果	単位	基準値
①	ALP2	13	％	ALP2：36〜74
②	ALP3	10	％	ALP3：25〜59
③	BAND 1	77	％	

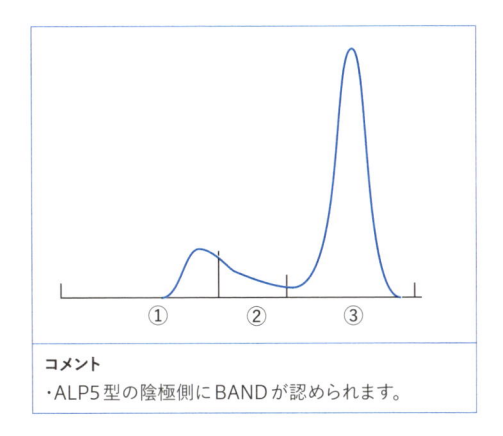

コメント
・ALP5型の陰極側にBANDが認められます。

図2-4 ｜ ALPアイソザイム

　図2-4の①はALP2、②はALP3ですが、本症例ではALP5の陰極側にバンド（③）が認められ、UCの患者であることから免疫グロブリン結合ALPによる偽高値の可能性が考えられます。免疫グロブリン結合ALPは「ALP結合性免疫グロブリン」ともいいます。またALP5より陰極側にバンドが出現することから、「ALP6」と呼ばれることがあります。

　そこで、ポリエチレングリコール（PEG）処理を行い、免疫グロブリンを除去した血清でALPを測定してみました。その結果、PEG処理後のALPの回収率は、IFCC法で21％、JSCC法で16％となり、免疫グロブリン結合ALPが分画の大部分を占めていることが示唆されました。対照として別の患者のALP高値検体を同様に、PEG処理を実施してから測定したところ、IFCC法で91％、JSCC法で86％と良好な回収率が得られました。

□ 検査部のフィードバック

　以上の結果より、免疫グロブリン結合ALPが多く存在するためにALPが高値となっている可能性が高いこと、さらに、もし免疫グロブリン結合がなければ測定値の20％程度の値になると想定されること（したがって、X年10月以前と比べて、特に変化がないと考えられること）を担当医に伝えました。

□ 症例　その後

　画像診断にて肝胆道系に異常はなく、また胆道系酵素としてはALP以外にγGTやLAPの測定も可能であることから、ALPはこの患者のルーチンの検査オーダーから外されました。なお、X+3年には痔瘻根治術が実施されています。

□ まとめ

　血清中の酵素が免疫グロブリンと結合した例として、まずアミラーゼ[2)]、LD[3)] が報告されました。ALPについてはSuzukiら[4)] が1969年にALP6を報告し、Nagamineら[5)] によってIgGとの結合が明らかにされました。

　一般的に免疫グロブリン結合型酵素の臨床的意義は不明です。多くの場合、免疫グロブリンが結合することによって分子量が大きくなるため（免疫グロブリン結合アミラーゼ、免疫グロブリン結合CKはそれぞれ「マクロアミラーゼ」「マクロCK」としばしば呼ばれます）、血中に残る結果、測定値は高値となります（症例6も参照してください）。

　免疫グロブリン結合ALPは、一般に出現頻度は0.1～0.2％程度とされていますが、UCにおいては10～20％と出現頻度が高く、大半はIgG結合型です。免疫グロブリン結合ALPの場合、UC疾患活動期に出現し、臨床症状の改善に伴い消失するとされています。しかし、本症例ではずっと観察されており、測定値の変動はあるものの、必ずしも疾患活動性とは相関していません。

＋α　こ う い う ケ ー ス も 注 意 ！
「他の原因によるALP単独異常」

1)　小児において、血清ALPが一過性に成人基準範囲上限の5倍以上（時に30倍にも及ぶ）の高値を示すことがあり、「小児一過性高ALP血症」と呼ばれています。3歳程度までの乳幼児に好発します。その名の通り一過性のALP上昇で、大半は数ヶ月以内に正常化します。原因は不明ですが、嘔吐や下痢、発熱・咳などの症状を伴うことが多く（全く無症状のこともありますが）、サイトメガロウイルス、RSウイルスなどのウイルス感染との関連が示唆されています。アイソザイム検査では、ALP1とALP2の間にバンドを認めるのが特徴的とされます。

2） 小腸型ALP（ALP5）のみが著明に増加する遺伝性高ALP血症が知られています。この場合、「血液型B型またはO型で分泌型患者（の脂肪食後）」ではないことを確認する必要があります。

3） 逆にALP低値をみることがあります。酵素活性部位に免疫グロブリンが結合することが稀にあり、その場合は低活性を示すことになります[6]。一方、指定難病である低ホスファターゼ症（Hypophosphatasia；HPP）は組織非特異型アルカリホスファターゼ（tissue-nonspecific alkaline phosphatase；TNSALP）の欠損により生じる遺伝性骨疾患で、通常6つの臨床病型（周産期重症型、周産期良性型、乳児型、小児型、成人型、歯限局型）に分類されています。年齢により異なる症状が存在し、周産期重症型や乳児型の約半数は治療が行われなければ生命予後不良です。血清ALP活性値の低下は重要な所見で、年齢・性別に応じた基準値と比較して評価する必要があります。近年ALP酵素補充薬が開発され、重症例に対する良好な成績も発表されており、HPPの適切な診断は以前にも増して重要となっています。妊娠後期の妊婦でALPの増加を認めない場合はHPPを疑う根拠になります。なお、胎盤型のアイソザイムであるALP4は耐熱性のため、検体を加熱して他のアイソザイムを不活化して測定することができます[7]。

参　考　文　献

1） Larsson A, Palm M, Hansson L-O, Axelsson O. Reference values for clinical chemistry tests during normal pregnancy, BJOG 2008;115:874–881.

2） Wilding P, et al. Globulin-bound amylase. Ann. Intern. Med 1964;60:1053-1058.

3） Gantor PO. Lupoid cirrhosis with serum lactic acid dehydrogenase linked to a gamma A immunoglobulin. Experientia 1967;23:593.

4） Suzuki H, Yamanaka M, Oda T. Studieds on serum alkaline phosphatase isoenzyme. Ann NY Acad Sci 1969;166:811-819.

5） Nagamine M, Ohkura S. Serum alkaline phosphatase isoenzymes linked to immunoglobulin G. Clin Chim Acta 1975;65:39-46.

6） 鈴木光行, 岡崎登志夫, 浅原 勝, ほか. 肝臓型ALPに対して阻害活性を示す好酸球性肺炎患者の1例. Jpn J Electroph 1998；42：61-64.

7） 足立幸彦, 諸岡留美. アルカリホスファターゼ（ALP）・耐熱性アルカリホスファターゼ. 日本臨牀 2009；67(増刊号8)：389-392.

（小柴　賢洋）

症例6　CKアイソザイムの逆転現象

□ はじめに

　クレアチンキナーゼ (creatine kinase；CK) は、主に筋肉や心臓、脳などの組織に発現している酵素です。CKはクレアチンとクレアチンリン酸との間でリン酸基転移反応を触媒する酵素であり、クレアチンリン酸はATP (adenosine triphosphate) の供給源となるため、各組織においてCKは生体内の化学エネルギーの保存と供給の双方で非常に重要な役割を果たしています。

　臨床検査においてCKは、各組織中の細胞が破壊された場合に血液中に漏れ出す逸脱酵素として測定され、その血中濃度の増加は心筋梗塞や筋疾患などの診断に利用されています。CKには蛋白質としての構造は異なりますが同じ反応を触媒する酵素であるアイソザイムが存在し、CK蛋白のサブユニットであるCK-muscle (CK-M) とCK-brain (CK-B) の組み合わせによって、主にMM / MB / BBの3種類のアイソザイムがあります。骨格筋組織はCK-MMを、心筋組織はCK-MBを多く含んでおり、血液中に逸脱したCKのアイソザイム比率を評価することによって組織傷害部位の特定に寄与できます[1]。CK-BBは脳や平滑筋組織などに含まれていますが通常は血液中への逸脱は少なく、脳損傷や悪性腫瘍などの病態において、組織から血液中への逸脱が増加した際に血中濃度の増加を認めることがあります。

　ここではCKアイソザイム検査において奇異な値を呈した症例を紹介します。

□ 症例　〜現場にて〜

　70歳代の男性患者。X年Y-2月に持続する咳嗽と呼吸困難感を認めて近隣病院を受診し、胸部CT検査において肺がん疑い、間質性肺炎、肺気腫の所見を指摘されて精査加療目的で当院を紹介受診しました。既往歴として肝硬変と慢性腎不全、網膜剥離がありました。

　Y-1月に当院にて施行された気管支鏡検査によって肺小細胞がんの診断となり、肺気腫および間質性肺炎による呼吸困難感に対して在宅酸素療法開始となりました。肺小細胞がんに対する化学療法施行目的にY月5日入院し、Hepatitis B virus (HBV)-DNA検査が陽性であったことからY月5日よりB型肝炎に対する核酸アナログ製剤であるエンテカビルの投与が開始されました。その後Y月7日から肺小細胞がんに対してカルボプラチンおよびエトポシドによる化学療法が始まりました。

　Y月9日の血液検査においてCK値の増加を認めており、血液検査結果の時系列データを表2-7に示します。

表2-7 ｜ 血液検査結果時系列

	基準範囲	X年 Y-1月	X年 Y月 5日	X年 Y月 7日	X年 Y月 9日	X年 Y月 11日	X年 Y月 12日	X年 Y月 14日	X年 Y月 16日	X年 Y月 23日
WBC	40.0-90.0 $\times10^2$ /μL	61.4	51.6	38.4	80.0	36.3	32.6	38.3	26.0	17.7
Hb	13.0-17.0 g / dL	14.9	14.6	12.9	12.9	12.5	12.3	11.2	10.8	10.2
Plt	15.0-35.0 $\times10^4$ /μL	12.8	7.6	6.3	6.9	4.2	3.7	4.1	4.8	5.7
AST	13-30 U/L	61	195	183	199	218	185	123	104	45
ALT	10-42 U/L	43	111	98	105	138	122	88	73	47
CK	59-248 U/L	90	140	135	281	183	174	116	90	44
CK-MB	0-12 U/L				313	143				
LD	124-222 U/L	313	566	500	782	630	605	466	357	252
UN	8-20 mg/dL	25	32	32	46	41	39	30	23	20
Cre	0.65-1.07 mg/dL	1.31	1.42	1.43	1.28	1.18	1.19	1.15	1.13	1.13
トロポニンT	<0.014 ng/mL				0.020	0.017				
LD / AST		5.1	2.9	2.7	3.9	2.9	3.3	3.8	3.4	5.6
AST / ALT		1.4	1.8	1.9	1.9	1.6	1.5	1.4	1.4	1.0

□ 検査部でのチェックでわかった異常

　Y月9日のCK-MB値は表2-7の通り、313 U/LでありCKの総活性値281 U/Lよりも高い値となっており、総活性値と分画値の大小関係が逆転しています。CK-MB値は前述の通り心筋組織が傷害を受けた際に血中へ逸脱して高値となりますが、同時に測定されたトロポニンT値は0.020 ng/mLと基準範囲上限（0.014 ng/mL）より高値ではあるものの急性心筋梗塞の

診断カットオフ値（0.100 ng/mL）には到達していません。また胸痛などの自覚症状はなく、心電図検査において有意な ST 変化は認めておらず、心臓超音波検査において心筋虚血を示唆するような Asynergy（壁運動異常）の所見はありませんでした。

□ 検査部のフィードバック

　臨床検査部でのルーチン検査モニタリングにおいて、前述の CK 総活性値と CK-MB 値の逆転現象を検出したため、CK-BB もしくはマクロ CK の存在による逆転現象である可能性を考えて、主治医にアイソザイム分画検査の追加を提案しました。Y 月 9 日の CK アイソザイム分画検査の結果、図 2-5 に示す通り CK-BB 分画値が 66 ％と高比率になっており、CK-MB 分画値は 3 ％と低比率であることが明らかになりました。

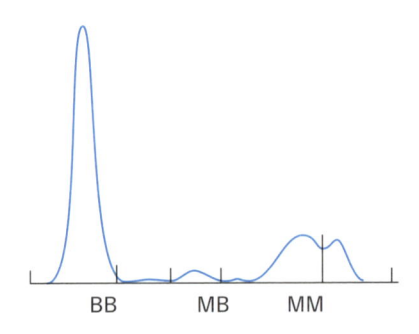

図 2-5　｜　CK アイソザイム分画

□ 症例　その後

　Y 月 11 日の血液検査においては CK 総活性値が基準範囲内となり、CK-MB 値は CK 総活性値よりも低値となりました。その後 CK 総活性値は基準範囲内〜低値で推移しました。

　過去の症例報告において、肺腺がん切除症例の病理組織検査における免疫染色で肺腺がん細胞の細胞質に CK-BB が高発現していることが報告されています[2]。さらに、肺小細胞がんの組織中には非小細胞がん組織よりも多くの CK-BB 蛋白が含まれており、血清中の CK-BB 蛋白濃度は健常人よりも肺がん患者で高値であり、特に肺小細胞がん患者は非小細胞がん患者よりも高値であることが報告されています[3]。本症例においては、化学療法開始日（Y 月 7 日）の CK 総活性値は基準範囲内にとどまっていましたが、化学療法開始 2 日後（Y 月 9 日）に CK 総活性高値となり CK-BB 分画を高比率に認めました。CK-BB 蛋白を細胞内に有する肺小細胞

がん細胞が化学療法によって破壊されCK-BBが血中に逸脱した結果として、一連のCK値の変動が認められた可能性が考えられます。

　CK以外の細胞傷害マーカーの変動に着目すると、LDやAST、ALT値の増加を認めます（表2-7）。ASTおよびALT値の増加に関してはAST優位の増加ですが、AST/ALT比は2未満であり、LD/AST比が2〜6程度で推移していることを考慮すると、HBVによる慢性肝炎や肝硬変に伴う肝細胞傷害マーカー増加の可能性が鑑別として挙げられます。本症例はHBV-DNA陽性、HBs抗原陰性、HBs抗体陽性、HBc抗体陽性、HBe抗原陰性、HBe抗体陽性のいわゆるHBV既感染パターンですが、肺がんに伴うものかY-2月頃より食思不振および体重減少があり、Y-1月に外来を受診した際の血中アルブミン値は2.9 g/dLと低値になっていました。担がんおよび低栄養状態に伴う免疫機能の低下によってHBV再活性化の可能性があったと考えられます。さらにY月5日にエンテカビル投与開始となっており、その後これらの細胞傷害マーカーは減少傾向にあることから、エンテカビル投与でHBVの増殖が抑制できたことにより肝細胞破壊に伴って血中へ逸脱する酵素が減少傾向となった可能性が考えられます。一方でLD蛋白は肺の細胞にも多く含まれており、肺がんおよびそれに対する腫瘍免疫・化学療法に伴う細胞破壊で血中に逸脱している可能性もあるため、由来臓器を区別するためにはLDアイソザイム分画検査が必要であると考えられます。ちなみに、LD値は肺がん以外の悪性腫瘍でもしばしば増加し、白血病や神経芽腫などが原因で増加した際にLDアイソザイムのLD3が優位に増加しますが、この場合のLD/AST比は10以上の高値になることが多いです。

　血算関連のデータに関しては血小板数の減少を認めます。本症例は当院紹介前から肝硬変の指摘があり、Y月9日の血液検査における肝臓線維化マーカーはM2BPGi（Mac-2-binding protein glycosylation isomer：Mac-2結合蛋白糖鎖修飾異性体）：6.21 COI（cut off index、カットオフ値：1.00 COI）、ヒアルロン酸：579 ng/mL（カットオフ値：50 ng/mL）、Ⅳ型コラーゲン・7S：16.9 ng/mL（カットオフ値：4.4 ng/mL）、Fib-4 index：20.8（カットオフ値：1.3）といずれも高値になっていました。また腹部超音波検査においては、肝硬変所見に加えて脾腫も伴っているため、肝硬変に伴う脾機能亢進の病態による血小板数の慢性的な減少がベースに存在していて、Y-1月の血液検査の結果に示すような低値で推移していたことが推察できます。さらにY月5日以降に急激な血小板減少を認めていますが、Y月5日の凝固検査結果はDダイマー：25.3 µg/mL（カットオフ値：1.0 µg/mL）、PT-INR（prothrombin time-international normalized ratio：プロトロンビン時間−国際標準化比）：1.35、APTT（activated partial thromboplastin time：活性化部分トロンボプラスチン時間）：33.8秒（基準範囲：24.0〜34.0秒）となっており、腫瘍に伴うDIC（disseminated intravascular coagulation：播種性血管内凝

固症候群）が生じた結果として血小板減少を認めていたと考えられます。

　白血球数に関しては、Y月11日以降減少傾向となっています。Y月23日における好中球絶対数は870/μLと好中球減少症の状態にあり肺がんに対する化学療法に伴う副作用によるものであると考えますが、その後白血球数は改善傾向となりました。

　本症例はY月29日に肺がんに対する2回目の化学療法が施行されました。その後再び白血球数が減少傾向となり、Y+1月10日に好中球絶対数260/μLと低値を認めて発熱性好中球減少症（febrile neutropenia；FN）の診断となりました。Y+1月に発熱源精査目的で施行された胸腹部CT検査においては肝転移および骨転移所見に加えて腹水増加を認め、肺小細胞がんはPD（progressive disease）の状態にあるとの判断となったため、退院して緩和ケア継続の方針になりました。

　ちなみに、2回目の化学療法施行日（Y月29日）のCK総活性値は58 U/Lでしたが4日後には152 U/Lに増加し、その後減少傾向となって40 U/L前後で推移しました。担がんや化学療法による消耗と長期入院に伴う筋肉量の低下があったためベースのCK総活性値は低値で推移していましたが、2回目の化学療法後にも一過性のCK総活性値増加を認めました。残念ながらこのタイミングでのCKアイソザイム分画検査は確認できていませんが、化学療法による肺小細胞がん細胞の破壊に伴うCK-BB蛋白の血中への逸脱があったのかもしれません。

□ まとめ

　CK-MB値は心筋組織の損傷を血液検査のみで検出できるため、心筋梗塞などの急性期疾患の鑑別に有用な検査です。しかし本症例のように、実際はCK-MB蛋白の血中濃度が増加しているわけではないにもかかわらず、検査値としてのCK-MB値が偽高値で主治医側に報告される可能性があることを知っておく必要があります。

　CK-MB値がCK総活性値よりも高値となる逆転現象は、CK-BBの増加やマクロCKが存在する場合にCK-MB値を免疫阻害法によって測定することにより生じます。免疫阻害法の測定原理の概略としては、まずCK-Mサブユニットを阻害する抗体を試薬として検体に添加して検体中のCK-Mサブユニットを不活化した後に通常のCK総活性値の測定と同じ方法でCK活性値を測定し、その値を2倍したものをCK-MB値として算出します。CKは2量体蛋白であるためCK-MB活性は測定されたCK-Bのみの活性の2倍であるとみなして上記測定値を2倍していますが、この算出方法は「CK-MMとCK-MBのみが検体中に存在しており、CK-BBは血中には存在していない」ことを仮定して値を算出しているため、この仮定が破綻する条件下では計

算値と実際の値との間に乖離が生じることになります。日常検査においてこの乖離が見られた際には、本症例のようにBB型が血中に存在しているケースの他に、マクロCKの存在によるものも多く検出されます。マクロCKは高分子量のCKでありType 1とType 2に分類されます。マクロCK Type 1はCKに免疫グロブリンが結合したものであり何らかの自己免疫機序による抗体産生が考えられますが、その産生メカニズムの詳細や臨床的意義に関しては一定の見解が得られていません。自己抗体としての抗CK抗体が認識するエピトープ（抗原決定基）の位置にもよりますが、自己抗体がCKに結合することによってCK-MB測定試薬中のMサブユニットに対する阻害抗体が立体障害のためCKに結合せず、Mサブユニットの活性を阻害できないためこの残存したMサブユニットの活性も含めてBサブユニットの活性値とみなして測定されてしまう結果、CK-MB値が偽高値となってしまいます。マクロCK Type 2はミトコンドリア由来の多量体CKであり、肝硬変や悪性腫瘍患者などにおいて検出が報告されていますが、近年開発されたCK-MB測定試薬にはこのミトコンドリア由来CKを阻害する抗体が試薬として添加されていて、この影響を除外できるようになりました[4]。図2-5に示す本症例のCKアイソザイム分画像においてMM分画の右側に別のピークを認めますが、これはマクロCK Type 2すなわちミトコンドリアCKのピークであると考えられます。本症例は肝硬変を有する症例であるためミトコンドリアCKのピークが検出されたと考えられますが、今回CK-MB値の測定に用いた試薬中にはミトコンドリアCKを阻害する抗体が含まれており、ミトコンドリアCKに起因するCK-MB値への上乗せ効果による偽高値は回避できていたと考えられます。

● 心筋梗塞のバイオマーカーとしてのCK-MB

　CK-MBは心筋梗塞診断補助目的のバイオマーカーとしてオーダーされることが多いため、そのカットオフ値に関して確認しておきましょう。CK-MBの免疫阻害法による測定値の基準範囲は0 ～ 6 U/Lであり、カットオフ値を12 U/Lに設定した時の急性心筋梗塞診断に対する感度は68.4％、特異度は99.1％と報告されています[5]。CK-MB/総CK活性比は健常人や骨格筋傷害例では0.05以下であり、0.05を超える場合には心筋組織の損傷を疑います。0.20を超える場合はCK-BBやマクロCKの存在による正誤差の可能性があるため電気泳動法などによるアイソザイム分画測定が推奨されています[1,6]。

　免疫阻害法を用いたCK-MBの酵素活性測定は前述のような正誤差の影響を大きく受けるため、他の測定原理を用いた臨床検査としてCK-MBの蛋白濃度を測定する方法があります。しかし、この蛋白濃度測定においても共存物質による正誤差が報告されており[7]、CK総活性値に対するCK-MB測定値の比率が極めて高値もしくは逆転している場合には電気泳動法によ

るアイソザイム分画検査が必要です。

　急性心筋梗塞を含めた急性冠症候群のバイオマーカーとしてはCK-MBの他に、トロポニンTや心臓由来脂肪酸結合蛋白（heart type fatty acid-binding protein；H-FABP）、ミオグロビンなどが挙げられます。トロポニンTは心筋細胞における筋原線維の構造蛋白として存在していて健常人の血液中ではほとんど検出されないため、その血中濃度の増加は心筋傷害を特異的に示唆するとされています。ベッドサイドや診療所などでも検査可能なPOCT（point of care testing）としての迅速検査キットも普及していて臨床的に非常に有用なバイオマーカーですが、心筋傷害発症3〜4時間後に血中濃度が上昇するため発症後超急性期には偽陰性となることに注意が必要です。また、トロポニンは心不全、心筋炎、急性肺血栓塞栓症、敗血症などの虚血以外の原因による心筋傷害でも上昇しますし、腎排泄ですので腎不全でも高値となりますので、「トロポニン上昇＝心筋虚血」と短絡的に考えてしまうと誤診してしまう可能性があります。

　H-FABPは脂肪酸の運搬に関与する蛋白であり、β酸化の盛んな心筋組織には豊富に含まれています。H-FABPは分子量が小さく、心筋傷害の早期に血中に逸脱してくるため超急性期（発症2時間以内）でも検出可能となり、急性冠症候群の超急性期における感度が優れています。POCTも普及しており臨床的有用性が高い検査ですが、心筋特異性はトロポニンTより劣っていて腎機能低下や骨格筋傷害時にも陽性となることがある点には注意が必要です。加えて、心筋梗塞発症24時間後以降では陰性化してしまうことにも注意が必要です。ミオグロビンはH-FABPのように超急性期で血中濃度が増加する比較的低分子量のバイオマーカーですが、心筋特異性が低く骨格筋にも多く含まれるため特異度が他のバイオマーカーに比べて劣ります[1]。

　血中CK-MB値の急性冠症候群診断バイオマーカーとしての性能に関しては、村上らの報告[5]における急性心筋梗塞に対するROC（receiver operating characteristic）解析の曲線下面積（area under curve；AUC）が0.912と高値であり、有用な検査であるといえます。しかし、日本循環器学会などが発行している急性冠症候群ガイドライン（2018年改訂版）[8]には、トロポニンTが測定できる環境下においては、急性冠症候群の診断目的でCK-MBやミオグロビンの測定を行うことは推奨されないと記載されています。CK-MB値は急性冠症候群の初期診断時だけでなく、経時測定を行うことによって発症後12〜24時間ほどで到達する最高値が心筋組織の梗塞サイズ推定にも利用できるため積極的な測定が行われてきました[9,10]。しかし欧米の学会では、心筋トロポニン値が健常人分布の99％範囲を超える一過性の増加と減少を認めることによって心筋梗塞を診断することが提唱されており[11,12]、これを受けてCK-MBよりもトロポニンTが優先されるようになっています。前述の通りトロポニンTは特異度が高いものの超急性期の偽陰性に注意が必要でしたが、近年の高感度測定法の確立によって超急性期に血中に

逸脱した微量なトロポニンTの検出も可能となったため偽陰性が減少しました。さらに、心電図のみでは急性冠症候群の除外が困難である非ST上昇型心筋梗塞においてトロポニンTの測定が除外診断に有用であるとの知見も蓄積されつつあり[13]、他のバイオマーカーよりも優先して測定することが推奨されるようになっています。急性冠症候群のバイオマーカーは多数臨床応用されていますが、各バイオマーカーの特徴を理解した上で適切な検査のオーダーと正しい解釈を心がけましょう。

＋α　こ う い う ケ ー ス も 注 意 ！
「CK 欠損症」

　症例6では、CK-MB活性値が高値となっていて、急性冠症候群など心筋傷害を伴う疾患の存在を疑う検査値異常を認めるにもかかわらず、実際は心筋傷害が起きていない症例を紹介しました。反対に、心筋傷害を起こす病態が存在しているにもかかわらず、CKの検査値異常を検出できないパターンとして、CK欠損症がありますので確認しておきましょう。

　CK欠損症は極めて稀な疾患ですが、日本国内では我々が報告しています[14,15]。この報告の症例は病理解剖が施行されていて、急性心筋梗塞の病理学的な確定診断もついた症例です。胸痛で入院中の心電図ではⅡ、Ⅲ、aVF誘導にST上昇を認めており、ASTやLD値の顕著な増加を認めたにもかかわらず、CK活性値は基準範囲内で経過しました。この症例では死後の解剖に伴って得られた筋組織中のCK活性も測定されていますが、他疾患で死亡した患者の筋組織と比較して骨格筋や心筋組織におけるCK活性値が10％未満の低値となっていました。さらにこの症例においてはCK-M遺伝子のエクソン2のアデニンがグアニンに変化していることが確認されており、翻訳されるアミノ酸がアスパラギン酸からグリシンに変化するミスセンス変異がCK活性の欠損につながったと考えられます。この症例は孤発性でしたが、家族性発症の可能性も報告されています[16]。

　CK欠損症の正確な有病率は明らかにされておらず、CK欠損症患者は日常生活において明らかな自覚および他覚症状を呈さないため、その発見は困難であると考えられます。動物モデルとしてCK-M欠損マウスが作製されていますが、外見上の変化はなく、筋活動後のクレアチンリン酸の回復も保たれていてミトコンドリアCKが補完している可能性があります[17]。ミトコンドリアCKは本文にも出てきたように、CK-MBの免疫阻害法を用

いた測定系において正誤差の原因となりますが、生体内ではミトコンドリアの内膜に存在するCKとして機能しています。ミトコンドリアCKはCK-Mと同様にクレアチンリン酸を基質としたリン酸基転移反応を触媒します。筋組織におけるCKによるエネルギー供給システムはCK-MとミトコンドリアCKの総和として実現されているため、CK-M欠損患者でもミトコンドリアCKによる補完により明らかな症状が出ないことが推測できます。

　CK欠損症は血液検査におけるCK活性値が低いことが発見の契機となり得ますが、日常臨床においては甲状腺機能亢進症などの疾患の他に加齢や長期臥床による筋肉量減少でもCK低値となる患者が多いため、血中CK値のみでのCK欠損症の発見は困難です。患者背景や病態に合致しないCK低値を認めた場合にはCK欠損症の可能性を考慮してアイソザイム分画検査の実施を検討してもよいでしょう。

参考文献

1）金井正光（監）, 奥村伸生, 戸塚　実（編）, ほか. 臨床検査法提要（改訂第35版）：金原出版；2020. p615-621, p1757-1760.

2）田村光信, 廣島健三, 池田康紀, ほか. マクロCK血症を合併したCK産生性肺腺がんの1切除例. 肺癌 2001；41：151-156.

3）碓氷章彦, 藤田興一, 今泉宗久, ほか. 肺癌腫瘍マーカーとしてのCreatine Kinase Isozymeの意義. 日本胸部疾患学会雑誌 1986；24：1071-1077.

4）星野忠. 抗ミトコンドリアCK 活性阻害抗体を用いた新規CK-MB 活性測定試薬の基本性能と臨床的有用性. Sysmex Journal Web 2013；14：No.2.

5）村上麻里子, 児玉真由美, 吉田梨沙, ほか. 抗ヒトMtCK活性阻害抗体を添加した新規CK-MB活性測定試薬における急性心筋梗塞のカットオフ値の設定. 臨床病理 2011；59：649-655.

6）高木　康（監）, 山田俊幸, 大西宏明（編）. 標準臨床検査医学第5版：医学書院；2023. p116-120.

7）大久保学, 木村茂樹, 松井昌彦, ほか. LタイプワコーCK-MB mass測定試薬の性能評価. 臨床病理 2013；61：989-994.

8）日本循環器学会. 急性冠症候群ガイドライン（2018年改訂版）. 2018年. https://www.j-circ.or.jp/cms/wp-content/uploads/2018/11/JCS2018_kimura.pdf　（2024年8月30日アクセス確認）

9）Dohi T, Maehara A, Brener SJ, et al. Utility of peak creatine kinase-MB measurements in predicting myocardial infarct size, left ventricular dysfunction, and outcome after first anterior wall acute myocardial infarction (from the INFUSE-AMI trial). Am J Cardiol 2015;115:563-570.

10）日本臨床検査医学会, 日本臨床検査医学会ガイドライン作成委員会. 臨床検査のガイドラインJSLM2021：宇宙堂八木書店；2021. p282-286.

11）Alpert JS, Thygesen K, Antman E, Bassand JP. Myocardial infarction redefined--a consensus document of The Joint European Society of Cardiology/American College of Cardiology Committee for the redefinition of myocardial infarction. J Am Coll Cardiol 2000;36:959-969.

12）Thygesen K, Alpert JS, White HD. Universal definition of myocardial infarction. J Am Coll Cardiol 2007;50:2173-2195.

13）Shiozaki M, Inoue K, Suwa S, et al. Utility of the 0-hour/1-hour high-sensitivity cardiac troponin T algorithm in Asian patients with suspected non-ST elevation myocardial infarction. Int J Cardiol 2017;249:32-35.

14）Yamamichi H, Kasakura S, Yamamori S, et al. Creatine kinase gene mutation in a patient with muscle creatine kinase deficiency. Clinical Chemistry 2001;47:1967-1973.

15）山道宏，大川二朗. CK欠損症. 臨床病理 2002；50：576-583.

16）Shibuya J, Matsumoto T, Takahashi K, et al. The first report of a case with acute myocardial infarction showing familial deficiency of creatine kinase. Internal Medicine 1992;31:611-616.

17）van Deursen J, Heerschap A, Oerlemans F, et al. Skeletal muscles of mice deficient in muscle creatine kinase lack burst activity. Cell 1993;74:621-631.

（中野　正祥、小柴　賢洋）

症例7　尿酸測定不能

□ はじめに

　人体の生命機能は多数の蛋白質の複合的な働きによって成立しています。多数の蛋白質を生成し続けるために設計図となるDNAからRNAへの転写が全身の様々な器官を構成する細胞において行われており、翻訳の役割を終えたRNAは比較的短時間で分解されています。また、皮膚などをはじめとした外界からの物理化学的傷害を受けやすい部分の細胞は頻繁に傷つき再生を繰り返しており、盛んな細胞分裂に伴って新たな細胞のためのDNA複製が行われ、傷ついた古い細胞のDNAは分解されています。このように人体においてはDNAやRNAなどの核酸のダイナミックな生成と分解が昼夜を問わずに生じていますが、核酸が分解される過程でプリン塩基（アデニンとグアニン）が遊離します。このプリン塩基はキサンチンへ変換され、キサンチンはキサンチンオキシダーゼによって酸化されて尿酸へ変換されます。尿酸はその名の通り腎臓において尿中へ排泄されるのが主要な排泄経路ですが、この排泄経路に異常が生じると高尿酸血症を発症してしまいます。

　尿酸生成の材料となるDNAやRNAは当然ながらヒト以外の生物にも多く存在しているため、我々が食物として摂取する様々な生命体に多くの核酸が含まれており、その含有量が多い食物を過剰に摂取した際にも腎臓からの排泄が追いつかず高尿酸血症を発症してしまいます。尿酸は水への溶解度が低いため、体内において高濃度で存在すると結晶として析出することがあり、これが関節で生じた場合には痛風関節炎の症状（痛風発作）を引き起こします。

　高尿酸血症や痛風は生活習慣病として一般社会においても認知度の高い病態ですが、高尿酸血症の原因としては上記の尿酸摂取過剰や腎機能低下の他に、体細胞が多数破壊される病態も挙げられます。体細胞が大量に崩壊する病態としては、増殖の盛んな造血器腫瘍の崩壊や様々ながん細胞に対する化学療法を行った際の腫瘍崩壊症候群が挙げられます。腫瘍崩壊症候群のリスクが高い患者においては、臨床検査として血中の尿酸濃度を定期的にモニタリングしますが、ここでは尿酸のモニタリングにおいて奇異な検査結果を認めた症例を紹介します。

□ 症例　〜現場にて〜

　50歳代の女性。X-2年に肝機能検査異常を指摘されて原発性胆汁性胆管炎の診断となり、ウルソデオキシコール酸を内服中でした。X年Y-5月に四肢の環状紅斑の精査目的で、当院を紹介受診しました。口腔内乾燥症状（ドライマウス）とドライアイを伴っており、シェーグレン症候群としてステロイド内服治療が開始されました[注1]。ステロイド投与によって症状は改善傾向となりY-2月に他院へ転院しました。

　その後、X年Y-1月に他院を受診した際の凝固検査においてPT・APTTの延長を認めたため、精査目的でY月に再度当院を紹介受診しました。sIL-2R高値に加えて脾腫および腹腔内リンパ節腫大を伴っており、骨髄穿刺標本において悪性リンパ腫の骨髄浸潤を疑う所見を認めました[注2]。この時点の血液検査において尿酸の測定異常を認めました。血液検査結果の時系列データを表2-8に示します。

注1　シェーグレン症候群の乾燥症状は副腎皮質ステロイド薬でしばしば改善します。しかし長期のステロイド治療は脂質代謝異常、耐糖能異常、骨粗鬆症などの副作用の可能性が高いため、リスク・ベネフィットの観点から乾燥症状のみであれば通常ステロイド治療は行いません。一次性シェーグレン症候群でも例えば間質性肺炎が急速に進行する場合や、二次性シェーグレン症候群で原疾患に副腎皮質ステロイド薬の適応がある場合に、ステロイド治療が選択されます。

注2　シェーグレン症候群ではB細胞の持続的な活性化が生じることから、悪性リンパ腫のリスクが高いです。長期経過中に約5％に悪性リンパ腫が発症するとされ、一般人口と比較して最大48倍リスクが高いと報告されています[1-3]。発生するリンパ腫としてはMALTリンパ腫が最多（59％）で、次いで辺縁帯B細胞リンパ腫（15％）、びまん性大細胞型B細胞リンパ腫（15％）と報告されています[4]。

表2-8 | **血液検査結果時系列**

	基準範囲	X年 Y-5月	Y-2月	Y-1月 （他院）	Y月	Y+1月	Y+2月 （化学 療法前）	Y+3月 （化学 療法後）	X+1年	X+2年
TP	6.6-8.1 g/dL	7.6	6.7	6.6	7.0	7.1	7.3	5.4	6.7	6.2
Alb	4.1-5.1 g/dL		3.6	3.6	3.6	3.9	4.0	3.3	4.2	4.1
AST	13-30 U/L	24	25	32	40	40	43	23	24	18
ALT	7-23 U/L	18	31	34	30	38	39	83	25	16
γ-GT	9-32 U/L	63		67	106	113	105	92	101	44
LD (IFCC)	124-222 U/L	195	175	198	225	222	271	146	172	160
UN	8-20 mg/dL	12	14	13	11	8	13	18	11	12
Cre	0.46-0.79 mg/dL	0.62	0.79	1.50	0.59	0.59	0.56	0.57	0.60	0.54
UA	2.6-7.0 mg/dL	5.6		5.6	測定 不可	測定 不可	測定 不可	4.3	5.6	4.8
WBC	40.0-90.0 ×10²/μL	72.1	101.8	82.0	85.9	78.5	77.3	37.7	59.4	75.9
Plt	15.0-35.0 ×10⁴/μL	22.3	18.4	17.6	16.7	16.4	23.9	14.9	28.3	25.6
PT-INR				1.80	1.99	1.96	1.91	0.95	0.91	0.98
APTT	24.0-34.0 秒			126.8	78.5	77.3	76.8	51.1	28.0	27.0
IgG	870-1700 mg/dL	1076	756	758	761			794	619	773	808
IgA	110-410 mg/dL	217		121	129			128	105	141	151
IgM	35-220 mg/dL	296		903	1043			1043	201	86	80
sIL-2R	204-587 U/mL			2827	595						

□ 検査部でのチェックでわかった異常

　Y月の血液検査において、尿酸測定時に試薬の反応異常を認めて測定値を得ることができず、主治医側への検査結果として「測定不可」と報告しました。一般に様々な検査項目において測定対象物の濃度や活性が定量可能な範囲を超える場合は、検体を希釈するなどして対象物質の検体中濃度を測定レンジに入れることによって、参考値として主治医側へ報告を行うことができます。反対に測定対象物質の濃度が少なすぎて定量可能範囲を下回っている場合は、定量限界未満である旨が報告されます。しかし、今回の尿酸検査試薬の反応異常は、このいずれにも該当しませんでした。そして、患者血清と尿酸測定試薬との反応に関して時系列評価を行ったところ、測定に使用する試薬2種のうちの1つ目の溶液を添加した際に、通常は認められない混濁が検出されました。

□ 検査部のフィードバック

　尿酸値の測定ができなかった原因として前述の混濁が考えられます。臨床検体において混濁が生じる原因は、中性脂肪高値や保存温度の影響など多岐にわたります。しかし、今回の検体においては尿酸測定前の検体に検査に影響するレベルの混濁は認めず、尿酸試薬添加後に混濁が検出されました。臨床検査で用いる試薬に干渉する血中物質としては免疫グロブリンによるものがしばしば経験されること、またシェーグレン症候群自体がしばしば高γグロブリン血症を来すことから、必ずしも高グロブリン血症を認めるとはいえないものの（グロブリン＝総蛋白-アルブミン）グロブリン分画の詳細がオーダーされていないこともあり、免疫グロブリンの影響を除外する目的でポリエチレングリコール（PEG）処理を行いました。PEG処理、すなわち高分子物質であるPEGを添加することによって検体中の免疫グロブリンは凝集・沈殿するため、遠心後にその上清を用いて測定を行うことで免疫グロブリンの非存在下での検査が可能となります。PEG処理後の検体で尿酸値の再測定を行ったところ、前述の異常な混濁は認めず尿酸値の測定が可能となって、実際の尿酸値は7 mg/dL未満であることが明らかとなったためその旨が検査部から主治医側にフィードバックされました。

□ 症例　その後

　Y+2月に悪性リンパ腫に対して抗CD20抗体を併用した化学療法が施行され、Y+3月にも同化学療法の2コース目が施行されました。化学療法後に施行されたPET-CTにおいて画像

上は悪性リンパ腫が消失しており CR（Complete response）判定となりました。その後、X+1年および X+2 年に施行された PET-CT においても CR 状態が維持できています。

□ まとめ

　腫瘍崩壊症候群は、腫瘍細胞が一度に多数崩壊することによって細胞内の核酸が遊離・分解され、その代謝によって尿酸が大量に生成され急激な高尿酸血症を引き起こす病態です。腫瘍細胞数の多い造血器腫瘍の経過観察中や化学療法施行時などにおいては、特に注意して尿酸値をフォローしていく必要があります。本症例においても腫瘍崩壊症候群を起こし得る悪性リンパ腫の経過中に尿酸値のフォロー目的で検査が行われていますが、「測定不可＝異常高値」と安易に解釈してしまうと誤診に至る可能性がありました。

　血液中に存在する免疫グロブリンが検査結果に及ぼす影響としては、本書の他症例において「血中へ逸脱した酵素に免疫グロブリンが結合することによって、逸脱酵素の血中半減期が長くなり検査結果が高値になる」パターンを紹介しています。しかし本症例においては、この機序とは異なる免疫グロブリンの臨床検査への影響が考えられ、「測定対象とは無関係の免疫グロブリンが大量に存在することによって測定系そのものに影響している」ことが推察されます。本症例においては、Y 月以降も尿酸濃度の測定ができなかったタイミングが複数存在していますが、いずれのタイミングにおいても PEG 処理で免疫グロブリンを除去することにより尿酸値の定量が可能となりました。加えて、尿酸の測定が不可であった時期と血中 IgM 濃度が高値であった時期が一致していることから、IgM の存在が尿酸測定に干渉していた可能性が考えられます。この IgM は、免疫電気泳動検査において IgM-λ型であることが確認でき、さらに悪性リンパ腫に対する化学療法後に IgM が減少していることから、腫瘍細胞が非特異的に産生していたものであると考えられます。すなわち、この IgM は尿酸を特異的に認識する抗体ではなく、血中の尿酸と IgM が直接干渉し合っているわけではないと考えられます。検体中に IgM が高濃度に存在する際の検査異常としては AST 測定時のものが報告されています[5]。この報告においては、AST 測定試薬のイオン強度が血中とは異なることが IgM の凝集を促して測定対象溶液が混濁することによって、異常な結果となっていることが示唆されています。本症例においては、尿酸の測定は一般によく使用されているウリカーゼ-POD（ペルオキシダーゼ）法によって実施しています[6]。ウリカーゼ-POD 法は検体中の尿酸に試薬としてウリカーゼを作用させることによって過酸化水素を発生させ、その過酸化水素と試薬中の POD を用いて発色基質を酸化し、その発色を吸光度測定によって定量する方法です。この測定系においては吸光度測

定対象溶液に混濁が生じると光の吸収量が増えてしまうため、何らかの要因で検体中に混濁が存在する場合、実際は検体中の尿酸量が多くないにもかかわらず異常な吸光度を呈する可能性があります。本症例においても尿酸測定時に反応液中のイオン強度・pH・温度等が血液中とは異なることによってIgMが凝集し、それによって吸光度測定対象の反応後溶液の吸光度が増加して定量できなかったことが推察されます。

　ちなみに、Y-1月の血液検査結果は他院実施のものであり、この時点でもIgMが検体中に高濃度に存在していましたが尿酸は通常通り測定できていました。AST試薬への干渉の報告[5]において試薬メーカーの違いによって溶液の組成が異なることが原因でIgMの干渉有無が左右されることが示唆されています。本症例においても、当院と他院で尿酸測定に使用する試薬が異なることによってIgMの尿酸測定への干渉具合が異なった可能性が考えられます。このように施設によって使用している試薬が異なること以外にも様々な因子が検査値に影響するため、異なる施設間で検査値の比較を行うためには検査の標準化が不可欠であり、その詳細は著者らの報告[7]をご参照ください。

　吸光度を利用した測定方法は尿酸に限らず様々な臨床検査項目において用いられており、本症例と同様に混濁による影響が生じ得ます。臨床検査で使用する試薬も日進月歩で様々な改善が行われており非特異的な反応は減少傾向にありますが、血液中に存在する多種多様な蛋白質や電解質などの組成バランスには個体差があり病態によっても大きく変動するため、全く非特異反応が起こらない試薬を作製することは不可能です。臨床検査データを解釈する際には、想定外のイレギュラーな反応が生じ得る可能性を忘れないようにし、他の検査値や病態に合致しないデータに直面した際には、臨床検査専門医に相談してみるとよいでしょう。

• 凝固検査に関して

　本症例は凝固検査異常を契機に悪性リンパ腫が発見されていますので、凝固検査に関して確認してみましょう。本症例はAPTT延長を認めておりクロスミキシング試験が施行されました。

　クロスミキシング試験とはAPTT延長の原因をスクリーニングする検査であり、方法としては患者血漿と健常人血漿を混合してAPTTの測定を行うというシンプルなものです。患者血漿と健常人血漿の混合比率を段階的に変化させて順次APTTの測定を行い、横軸に血漿の混合比率、縦軸にAPTTをプロットすることによって曲線を描きます。凝固因子の欠乏や欠損を認める場合には健常人血漿の混合比率が少ない時においても健常人血漿中の凝固因子によって凝固カスケードが働いてAPTTは基準範囲内に保たれるため、上記曲線の軌跡は下に凸の形になります。一方、患者血漿中に凝固因子を阻害する何らかのインヒビターが存在する場合は、

患者血漿の混合比率が少ない場合においても患者血漿中のインヒビターが凝固カスケードを阻害してAPTTを延長させるため、上記曲線の軌跡は上に凸の形になります（図2-6）。さらに、患者血漿と健常人血漿を混合した直後にAPTTを測定した曲線に加えて、血漿を混合後に37℃インキュベーションを行った後の曲線をあわせて評価することによってインヒビターの種類を判別することが可能であり、混合直後にインヒビターパターン（上に凸）の曲線を認めた場合は抗リン脂質抗体の存在を考え、37℃インキュベーション後にインヒビターパターンの曲線が出現した場合は凝固因子に対する自己抗体の存在などを考えます。

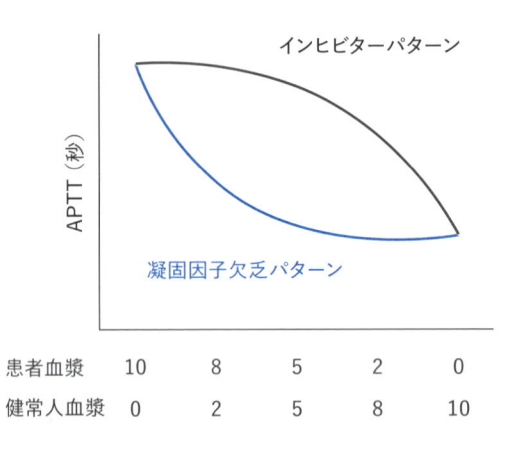

図2-6 ｜ **クロスミキシング試験**

　本症例はクロスミキシング試験で混合直後にインヒビターパターンが検出されたため、X年Y月に抗リン脂質抗体の精査項目が追加され、抗カルジオリピン抗体（IgM）が陽性であることが明らかになりました。抗リン脂質抗体は、リン脂質を使用する凝固検査においては後述のように反応を抑制するため凝固延長を示しますが、ヒトの体内においては血栓を誘発し、動静脈の血栓症や習慣性流産を呈する抗リン脂質抗体症候群の原因となる抗体です。本症例においては血栓症の検索目的で超音波検査やCT・MRIによる全身スクリーニングが施行されましたが、いずれの臓器にも明らかな血栓を疑う所見は認めず、抗凝固療法は施行されませんでした。その後、X年Y+3月時点で抗カルジオリピン抗体は陰性化し、X+1年およびX+2年のフォロー時にも抗カルジオリピン抗体は陰性のままとなっており、明らかな血栓症は発症せずに経過しています。

　抗リン脂質抗体は、ヒトの体内においては血栓を誘発する一方で、臨床検査においては試薬中の物質に干渉して凝固カスケードの活性化を阻害することによってAPTT（活性化部分トロ

ンボプラスチン時間）を延長させます。APTTは、血液を凝固させる物質であるトロンボプラスチンを添加して凝固反応を検出する測定系において接触因子を活性化する物質を加えた検査を指しています。接触因子を活性化させるための物質は試薬メーカーごとに様々な物質が使用されていますが、トロンボプラスチンとしてはリン脂質を使用していますので、抗リン脂質抗体の存在によってこのリン脂質による凝固系の活性化が阻害されてしまうとAPTTが延長します[8]。これも「免疫グロブリンが臨床検査の試薬に直接干渉する」パターンの一つですが、想定外のイレギュラーな所見ではなく、臨床的に有用な所見として「抗リン脂質抗体症候群においてはAPTTが延長する」という知識は普及しています[9]。加えて、本症例はX年Y-5月に当院を初診となった際に梅毒のスクリーニング検査が施行されており、STS（Serologic Test for Syphilis）法が陽性であるにもかかわらず抗TP（Treponema Pallidum）抗体は陰性でした。このパターンはいわゆる「生物学的偽陽性」として知られており、これも「免疫グロブリンが臨床検査に干渉する」パターンの一つであり、臨床的に有用な所見として利用されています。このように免疫グロブリンはヒトの体内と検査試薬中では逆の現象を引き起こしたり、全く関係のない検査項目に干渉したりすることも少なくありませんが、この機序を理解するためには個々の臨床検査値がどのような物理化学反応を用いて測定されているかを理解する必要があり、判断に困る場合は臨床検査専門医や臨床検査技師に相談してみましょう。

• sIL-2R（soluble interleukin-2 receptor）に関して

　本症例は凝固検査異常の精査過程で、sIL-2R高値が確認されて全身精査が施行された結果として悪性リンパ腫の診断となりましたので、sIL-2Rに関して確認しておきましょう。sIL-2Rはサイトカインであるインターロイキン2（IL-2）の受容体が可溶化したものです。IL-2はもともとTリンパ球の増殖因子としてクローニングされました。活性化したリンパ球や一部の腫瘍細胞表面にはIL-2受容体が多く発現し、活性化後に切断されて血中に遊離するため、sIL-2Rの血中濃度増加はリンパ球の活性化や一部の腫瘍の存在を示唆します。悪性リンパ腫をはじめとした血液腫瘍患者の血中においてはsIL-2R濃度が増加し、その濃度は腫瘍量とある程度の相関を認めるため、これらの疾患のバイオマーカーとして使用されています。一方で、自己免疫疾患や感染症などのリンパ球が活性化する病態においても血中sIL-2Rが高値となりますので「sIL-2R高値＝悪性リンパ腫」ではないことに注意が必要です[10]。sIL-2Rに限らず一般に腫瘍のバイオマーカーは多数臨床応用されていて保険診療下での検査が可能となっていますが、感度・特異度の低いマーカーが多いため検査前確率を考慮した適切なオーダーと解釈が必要であり（検査前確率が低いと陽性的中率が低くなるため、せっかく陽性結果を得ても偽陽性の可能性

が高くなってしまいます）、確定診断のためには画像検査などによる確認が必須です。本症例は
シェーグレン症候群が基礎疾患として存在しており、シェーグレン症候群は悪性リンパ腫の合併
頻度が健常人群よりも数倍〜数十倍高いと報告されており、経過フォロー中に積極的にsIL-
2Rを評価する価値のある対象であるといえます（注2／→P.69参照）。実際に血液検査異常に
対して早期に全身精査を行った結果として、悪性リンパ腫の早期診断および早期治療が可能と
なって、良好な治療結果が得られた一例であったといえます。

＋α　こういうケースも注意！
「日常臨床における尿酸」

　本症例は悪性リンパ腫に伴う腫瘍崩壊症候群を危惧しての尿酸検査でしたが、日常臨
床においては生活習慣病としての高尿酸血症の評価を行うことが多いため、その機序や
対応方法に関して確認しておきましょう。血中尿酸濃度が上昇する原因は、尿酸産生過剰
型、尿酸排泄低下型、それらの混合型に大別されます。これらの病型の中で最も頻度が
多いものは腎からの尿酸排泄低下型です。

　尿酸産生が過剰となる病態としては腫瘍崩壊症候群の他に横紋筋融解症などの体細胞
が大量に破壊される病態が挙げられますが、日常診療においては食事からの核酸摂取過
剰によるものが多いです。プリン体の多い食事としてビールやレバー類、白子などはよく
知られていますが、エビ、イワシ、カツオ、サンマなどの魚介類にも比較的多く含まれる
ため注意が必要です。近年、腎以外に腸管からの尿酸排泄経路の存在が報告され、この
排泄経路の機能低下に起因する尿酸の腎への負荷量増加型も高尿酸血症の原因となるこ
とが明らかになりました。

　高尿酸血症の病型を分類するための臨床検査としては尿中への尿酸排泄量の測定と尿
酸クリアランスの計算を行い、尿酸排泄量が増加していれば尿酸産生増加もしくは腸管な
ど腎外排泄の低下を疑い、尿酸クリアランスが低下していれば腎からの排泄低下型を考
え、尿酸排泄量増加と尿酸クリアランス低下の双方が存在していれば混合型と判断します。
しかし、この検査を行うためにはプリン体含有量の多い食事や飲酒を数日前から避けた状
態で来院してもらった上で複数回の排尿や時間当たり尿量の測定が必要となります。その
ため、common diseaseとしての高尿酸血症に対して多数の患者が訪れる一般外来に
おいて行うにはやや煩雑で、分類されないまま治療が行われていることも少なくないの

が実状です。人的および時間的リソースに余力がある限り、病態を十分に解析した上で治療にあたるよう心がけましょう。なお、外来で実施できる簡便法として腎障害がなければ随時尿で尿中尿酸濃度と尿中クレアチニン濃度を測定し、尿中尿酸濃度（mg/dL）/ 尿中クレアチニン濃度（mg/dL）比が0.5を超えると産生過剰型、0.5以下なら排泄低下型の可能性が高いとする方法が提唱されています[11]。

　尿酸は水溶性が低く血中の尿酸の飽和溶解度が7.0 mg/dL前後であることから、日本痛風・核酸代謝学会のガイドラインにおいては尿酸値が7.0 mg/dLを高尿酸血症診断のカットオフ値としています[12]。尿酸の血中濃度が高くなると飽和した尿酸が関節において尿酸結晶として析出し、それに対して白血球が異物応答を行うことで激しい疼痛を呈する痛風関節炎を発症します。さらに腎臓に尿酸結晶が析出することで腎機能が低下します。加えて、高尿酸血症は心血管疾患のリスクを増加させる可能性も報告されているため積極的にコントロールしていく必要があります[13]。飽食の時代といわれる現代においては様々な動植物由来の核酸を多く摂取する機会が豊富にあるため、食事療法のみで血中尿酸値をコントロールすることは容易ではなく、薬剤に頼らざるを得ないケースもしばしば存在します。血中尿酸値を低下させる薬剤の種類としては尿酸生成抑制薬・尿酸排泄促進薬・尿酸分解酵素薬に大別されます。尿酸分解酵素薬は遺伝子組み換え型の尿酸オキシダーゼであり、尿酸をアラントインに変換することによって腎からの排泄を促すため即効性がありますが、抗体を誘導してアナフィラキシーを起こすリスクがあることや高薬価であるため、腫瘍崩壊症候群などの一部の病態でのみ使用されます。尿酸排泄促進薬は、高尿酸血症の原因として最も多い腎からの排泄低下型に対して有効な作用機序を有していますが、尿路結石誘発の副作用や他の薬剤との相互作用が多い点に注意が必要です。尿酸生成抑制薬は、プリン塩基を基に生成されたキサンチンを酸化して尿酸に変換する酵素であるキサンチンオキシダーゼを阻害する薬物であり、近年開発された新規のキサンチンオキシダーゼ阻害薬（フェブキソスタット、トピロキソスタット）は腎機能低下時にも使用可能となったため適応可能な患者層が広く、また新規の尿酸再吸収阻害薬であるドチヌラドは尿酸の尿細管分泌に関わるトランスポーター（ABCG2など）に対する阻害作用が弱く尿酸の分泌には影響を及ぼさず効率的に血液中の尿酸値を低下させるとされており、日常診療下ではこうした薬剤が選択されることが多くなっています。

参考文献

1) Zintzaras E, Voulgarelis M, Moutsopoulos HM. The risk of lymphoma development in autoimmune diseases: a meta-analysis. Arch Intern Med 2005;165:2337-2344.

2) Lazarus MN, Robinson D, Mak V, et al. Incidence of cancer in a cohort of patients with primary Sjogren's syndrome. Rheumatology 2006;45:1012-1015.

3) Kassan SS, Thomas TL, Moutsopoulos HM, et al. Increased risk of lymphoma in sicca syndrome. Ann Intern Med 1978;89:888-892.

4) Voulgarelis M, Ziakas PD, Papageorgiou A, et al. Prognosis and outcome of non-Hodgkin lymphoma in primary Sjögren syndrome. Medicine 2012;91:1-9.

5) 大杉千尋, 村上信司, 渡辺嗣信. AST測定試薬と反応するIgM-κ型M蛋白の性状. 医学検査 2014;63:730-736.

6) 河合　忠（監）, 山田俊幸, 本田孝行（編）. 異常値の出るメカニズム第7版：医学書院；2018. p54-58.

7) 小柴賢洋, 中野正祥. 臨床検査の国際化・標準化について. Modern Media 2022;68:255-258.

8) 金井正光（監）, 奥村伸生, 戸塚　実（編）, ほか. 臨床検査法提要（改訂第35版）：金原出版；2020. p412-418, p503-507.

9) 高木　康（監）, 山田俊幸, 大西宏明（編）. 標準臨床検査医学第5版：医学書院；2023. p64-74, p95-96, p206, p227-228.

10) 上田剛士（監）, 酒見英太（著）. ジェネラリストのための内科診断リファレンス エビデンスに基づく究極の診断学をめざして：医学書院；2014. p450.

11) 山中寿. 高尿酸血症に対する治療薬剤の選択と使用法. 日本臨牀 1996;54:3261-3265.

12) 日本痛風・核酸代謝学会, ガイドライン改訂委員会（編）. 高尿酸血症・痛風の治療ガイドライン第3版：診断と治療社；2018.

13) 日本臨床検査医学会, 日本臨床検査医学会ガイドライン作成委員会. 臨床検査のガイドライン JSLM2021：宇宙堂八木書店；2021. p403-406.

（中野　正祥、小柴　賢洋）

症例8　電解質異常 – NaとK –

□ はじめに

　人体の約60％は水分であり、体液は細胞内・細胞間質・血管内に分布して存在しています。水はこれらのコンパートメント間を自由に移動できますが、溶質の濃度差によって生じる浸透圧差で体液の分布バランスが規定されています。生体内の各器官を構成する様々な細胞が円滑に機能し、全身に張り巡らされた血管網を通して水や栄養を各器官へと運搬するためには体液の分布バランスの調節が非常に重要です。人体において浸透圧を主に規定する物質は電解質、グルコース、尿素窒素であり、代表的な電解質としては細胞外液ではNa^+、Cl^-、HCO_3^-、細胞内液ではK^+、Mg^{2+}、リン酸イオンなどが挙げられます[1]。電解質は浸透圧を規定するだけでなく、様々な器官において機能分化した細胞がそれぞれの機能を発揮する上でも重要な働きをしているため、ホメオスタシス維持機構によってその濃度は厳密に調整されています。様々な細胞機能に関与している電解質の濃度が大きく変化した際は広範な器官において機能障害が生じて様々な症状を呈するため、医療行為を実施する際の臨床検査においても厳格なモニタリングが必要な検査項目であるといえます。

　ここでは電解質の検査異常を認めた症例を紹介し、日常診療において電解質検査の評価を行う際に注意すべき点を確認していきましょう。

□ 症例　〜現場にて〜

　80歳代の女性患者。X年Y-6月頃から持続するAST、ALT、γ-GT高値の精査目的でY-2月に当院を紹介受診しました。既往歴として高血圧症と脂質異常症があります。

　当院において施行した肝生検の結果、自己免疫性肝炎と診断され、ウルソデオキシコール酸に加えてプレドニゾロンの投与が開始されました。Y-1月の血液検査において低アルブミン血症を認め、下腿浮腫を伴っていたため短期間のアルブミンおよびフロセミドの経静脈投与が施行されました。その後Y月5日よりスピロノラクトン100 mg/日の投与を開始したところ下腿浮腫は改善傾向になりました。

　Y月22日の血液検査において低Na血症を認めました。血液検査結果の時系列データを表2-9に示します。

表2-9 | 血液検査結果時系列

	基準範囲	Y-2月	Y-1月	Y月1日	Y月10日	Y月17日	Y月22日	Y月25日	Y+1月6日	Y+1月13日	Y+1月16日
Na	138-145 mmol/L	143	138	144	141	139	130	124	117	131	140
K	3.6-4.8 mmol/L	2.8	3.6	3.7	4.1	4.4	4.8	5.0	5.5	4.5	3.9
Cl	101-108 mmol/L	106	107	114	107	105	98	93	87	99	100
Ca	8.8-10.1 mg/dL		7.9								
Alb	4.1-5.1 g/dL	2.5	2.2	1.8	2.5	2.5	2.5	2.8	2.9	2.7	3.1
血清浸透圧	284-294 mOsm/L							260		274	285
AST	13-30 U/L	100	247	112	44	31	25	29	30	32	32
ALT	7-23 U/L	57	143	170	73	52	38	40	42	37	44
γ-GT	9-32 U/L	87	67	118	214	232	163	143	76	54	59
LD	124-222 U/L	180	206	153	203	197	204	226	232	233	283
UN	8-20 mg/dL	9	11	25	21	22	22	23	29	26	23
Cre	0.46-0.79 mg/dL	0.71	0.70	0.73	0.72	0.74	0.71	0.70	0.83	0.62	0.71
Na-Cl		37	31	30	34	34	32	31	30	32	40
尿Na	mmol/L							80		66	124
尿K	mmol/L							16.9		30.2	30.1
尿浸透圧	mOsm/L							325		319	660
TTKG								2.7		5.8	3.3

□ 検査部でのチェックでわかった異常

　時系列検査データにおいて電解質の推移をみると、Y月上旬から月末にかけて一様に血清Na濃度は減少傾向となっているのに対して、血清K濃度は増加傾向となっています。一方で血

清Cl値はNa値と並行して減少しており、これらの値の差であるNa-Cl値は低アルブミン血症時の補正（後述）を行うと34～38程度で、概ね基準範囲内で推移しました。血清Ca値に関して実測値は低値となっていますが、低アルブミン血症時の補正を行うと「Ca実測値＋（4.0－アルブミン実測値）＝ 7.9+(4.0－2.2) ＝ 9.7 mg/dL」となり基準範囲内にあることがわかります。

□ 検査部のフィードバック

　本症例はY月1日から25日にかけて一貫して血清Na値は減少し、血清K値は増加するという反対方向のトレンドを認めています。血清Na値と血清K値を反対方向に変化させる物質としてはホルモンのアルドステロンが挙げられますが、アルドステロンは血清Na値を増加させて血清K値は減少させる方向に働きます。本症例においてはアルドステロン拮抗作用のあるスピロノラクトンが投与されており、血清Na値と血清K値が変化し始めた時期とスピロノラクトン投与開始時期が一致しています。血清Na値がY月下旬にかけて急速に低下しており当院検査部のcritical value（いわゆるパニック値）（120 mmol/L）に到達する可能性があったため、電解質異常の原因を特定するために腎臓におけるNaやKの排泄と再吸収バランスを評価する目的で尿中電解質の測定を推奨しました。

□ 症例　その後

　Y月25日の尿中電解質検査において尿中Na濃度は20 mmol/L以上の高値、尿中K濃度は20 mmol/L以下の低値になっています。本来のホメオスタシス維持機構において、血清中のNa濃度が減少している際は尿中へのNa排泄を抑制する機構が働くため、尿中Na濃度は減少するはずです。また血清中のK濃度が増加している際は尿中へのK排泄を促進するため、尿中K濃度は増加するはずです。しかし本症例においては、Na・Kともに本来のホメオスタシス維持機構とは逆の動態となっており、何らかの外的要因もしくは内因性病態の影響下にあることが推察できます。電解質異常が生じ始めた時期とスピロノラクトン開始時期が一致していたこともあり、Y月27日よりスピロノラクトンの投与量は50 mg/日に減量となりました。その後も血清Na値の減少と血清K値の増加傾向は持続したためY+1月7日にスピロノラクトン投与は中止とし、NaClの経口投与を開始しました。これによって血清Na値は増加傾向、血清K値は減少傾向にそれぞれ転じて改善傾向となりました。また、Y+1月の尿中Na値に関しては

NaCl経口投与によって外界から体内に取り込まれるNaの絶対量が増加しているため評価困難ですが、尿中K値は増加しています。この一連の変化より、スピロノラクトンによるアルドステロン拮抗作用によって腎臓でのK排泄低下が生じていたことが高K血症の原因となっていたと推察できます。なお、低Na血症の原因疾患の鑑別のために抗利尿ホルモン（antidiuretic hormone；ADH）の測定もY月下旬に施行されましたが、血中ADH値は測定感度以下で、抗利尿ホルモン不適合分泌症候群（syndrome of inappropriate secretion of ADH；SIADH）ではないと判断されました。

　Y+1月16日の血液検査において血清Na値と血清K値はともに基準範囲内となっており、その後約2年間の外来通院において血清Na値と血清K値は概ね基準範囲内で推移しました。

□ まとめ

　本症例は利尿薬投与に起因する電解質異常を呈した症例でしたが、電解質異常は多種多様な原因で生じるため、系統的な判読が重要な検査項目であるといえます。日常診療において遭遇頻度の高い低Na血症と高K血症に関して手順を確認しておきましょう。

• 低Na血症の鑑別手順

①偽性低Na血症の除外

　まずは、検体の採取不良による影響がないかを確認します。Na濃度が血清中よりも低い輸液製剤を点滴中に同一血管（特に近位部）からの採血を行うと、検体中のNa濃度は本来の値よりも低値になってしまいます。

　次に血清浸透圧が高値の場合、Na以外の浸透圧に寄与する血中物質が増加している可能性を考えます。浸透圧物質の血中濃度が増加している際は浸透圧勾配によって細胞内から細胞外へと水が移動するとともに、ホメオスタシス維持機構によって口渇が生じて水分摂取が増加するため、血中Na濃度が減少します[2]。血中グルコースの増加による浸透圧高値によって低Na血症となることがあり、グルコース濃度が100 mg/dL増加するごとにNa濃度は約1.6 mmol/L低下します[3]。さらに、大量飲酒後の血中アルコール濃度増加による高浸透圧でも血清Na値が低値となることがあり、血清浸透圧を確認する必要があります。血清浸透圧の上昇を認める高張性低Na血症の場合、高血糖や大量飲酒、マンニトール投与など浸透圧物質の増加がないか病歴などを確認することが重要です。これらを検査データから判読する際には浸透圧ギャップ（Osmorality Gap）の評価が有効です。浸透圧ギャップとは血清浸透圧の実

測値と計算値との差のことで、健常者では 10 mOsm/kg・H₂O 以下とされます。浸透圧ギャップが拡大するということは浸透圧の計算式［= 2xNa + UN/2.8 + グルコース /18 (mOsm/L)］に含まれていない物質すなわち Na、UN、グルコース以外の物質の血中濃度が増加していることを示唆します [5]。

　血清浸透圧が至適範囲内すなわち等張性低 Na 血症の場合、高度の脂質異常症や高蛋白血症〔多発性骨髄腫、マクログロブリン血症による免疫グロブリン過剰（パラプロテイン血症：Paraproteinemia）など〕がないかを確認します。これらが存在する場合、全血中の非水成分の割合が増加し濃度計算時の分母となる体積が大きくなるため、見かけ上の Na 濃度が低く算出されて偽性低 Na 血症となります。

　血清浸透圧が低値すなわち低張性低 Na 血症の場合に、真の低 Na 血症として以下の鑑別を行っていきます。

②水分バランスや尿中 Na 濃度を確認して鑑別

　身体診察や下大静脈エコーなどを駆使して細胞外液量の評価を行い、尿中 Na 濃度を併せて鑑別を行っていきます。

　細胞外液量が減少していて尿中 Na 濃度が 20 mmol/L 以上の高値の場合、腎臓からの Na 排泄過剰の病態を考えます。具体例としては本症例のような利尿薬投与の他に、塩類喪失性腎症や後述の MRHE（mineralcorticoid responsive hyponatremia of the elderly）などが挙げられます。

　細胞外液量が減少していて尿中 Na 濃度が 20 mmol/L 未満の低値の場合は、腎臓以外からの Na 排泄亢進を原因として考えます。具体例として、嘔吐や下痢による損失が日常診療においては遭遇頻度が高いです。

　細胞外液量が増加している場合、尿中 Na 濃度が 20 mmol/L 以上の高値の際に腎不全などを考え、尿中 Na 濃度が 20 mmol/L 未満の低値の場合に心不全や肝硬変などによる体液貯留を考えます。

　甲状腺機能低下症や副腎不全、抗利尿ホルモン不適合分泌症候群（SIADH）でも低 Na 血症が生じ得ますが、これらが原因の場合に細胞外液量の明らかな変化を認めないことも多く、鑑別を広くとる必要があります。

　その他、プライマリケアを行う上で知っておきたい低 Na 血症の原因として、心因性多飲や MRHE、Beer potomania が挙げられます。心因性多飲は電解質濃度の低い飲料を大量に飲むことによって、腎臓から尿中への水分排泄量を上回る速度で水を経口摂取した際に生じます。

同様の病態は長時間スポーツなどにおいて多量の低浸透圧飲料を摂取した際にも起こり得ます。MRHEは主に高齢者において認める低Na血症であり、ミネラルコルチコイドに対する反応性が低下していることによって、腎臓におけるNa再吸収が減少して生じます。代償性にADHの分泌が亢進してSIADHに似た検査所見になりますが、SIADHと異なって体液量は減少していることが多いです。Beer potomaniaはビールなどのアルコール多飲者において高度の低Na血症を認める状態を指します。ビールなどの低張液を過剰に摂取することで尿での水分排泄が追い付かず、水分貯留による希釈性の低Na血症が生じます。アルコール多飲者は食事摂取不足や嘔吐などを伴っていることも多く、これらが低Na血症をさらに悪化させる要因となります[3]。

　　低Na血症の鑑別疾患は多岐に渡り重複する病態もあるため解釈が難しい場合もありますが、病態によって治療が全く異なるため注意が必要です。細胞外液量が減少していて体内のNaと水の双方が欠乏状態にある場合はNaCl溶液を補充することによって改善します。しかし、体液貯留による希釈性の低Na血症が生じている病態においては、NaClや水分の投与はむしろ病態を悪化させるため水制限などの治療が必要となります。「低Na血症＝Naが不足している」といった安易な考えでNaClを投与してしまうと病態をさらに悪化させてしまう可能性があるため、低Na血症の治療を行う前に検査データの確実な判読が重要です。

• 高K血症の鑑別手順

①偽性高K血症の除外

　　まずは、検体の採取不良による影響がないかを確認します。K濃度が高い輸液製剤を点滴中に同一血管（特に近位部）から採血を行うと検体中のK濃度は高値となります。また、採血を行う際に駆血時間が長くなった場合やクレンチング（採血前に上肢を運動させること）を行った場合、筋組織からKが逸脱して血中のK濃度が増加してしまいます。赤血球内のK濃度は血清中の20〜30倍もの高濃度であるため、採血時に血液を吸引する際やシリンジ採血後に分注する時に強い陰圧をかけて溶血させてしまうと血球からKが漏出して検体中のK濃度が高値になります。さらに採血後の検体を遠心分離せずに低温環境に長時間放置すると、検体中の血球細胞表面にあるNa/K-ATPaseの機能が低下して細胞中のKが血清中へ拡散するため偽性高K血症となります[3,4]。このようにKは検体採取時の影響を大きく受ける検査項目であるため、検体採取や検査の担い手が専属のスタッフではない場合や採血後にすぐに検査ができない小規模施設で血液検査結果を判読する際は特に注意が必要です。加えて、検体採取手技に大きな問題がない場合でも、例えば慢性骨髄性白血病や血小板増多症のように血球が著増す

る病態においては細胞内外の K 濃度差に起因する偽性高 K 血症が起こり得ることに注意が必要です。

②腎からの K 排泄評価と K 供給源の確認

　eGFR <15 mL/min の場合、腎臓からの K 排泄低下による高 K 血症を考えます[3]。腎臓からの排泄低下は糸球体濾過量が低下していない場合でも生じ、本症例のようなアルドステロン作用を阻害するような薬剤投与もしくは副腎不全などのアルドステロン分泌が低下するような病態が存在すると起こり得る点に注意が必要です。尿中への K 排泄の評価は、以前は TTKG を用いて行い、高 K 血症があるにもかかわらず TTKG が 7 未満の場合はアルドステロン作用の低下を考えていましたが、TTKG の値は様々な因子の影響を受けて変動するため現在では基本的に使用せず、もし使うとしても参考値程度としてとらえた方がよいでしょう。また、前述の「低 Na 血症の鑑別手順」で紹介した MRHE においても、アルドステロンに対する反応性低下に起因する高 K 血症が生じます。ちなみに筆者の経験として、持続する高 K 血症で腎機能や血中アルドステロン濃度に異常はなく、後述の他の原因にも該当せず、最終的に高齢によるアルドステロン反応性低下の判断に至った症例があります。しかし本症例は、低 Na 血症を伴っておらず血清 Na 値は基準範囲内の比較的低値域を推移し、他の電解質には異常を認めませんでした。

　腎臓からの K 排泄低下を疑う所見を認めない場合、食事や薬剤などから K 吸収・投与過多がないか生活歴や病歴から確認します。また、輸血や横紋筋融解症、腫瘍崩壊症候群、熱傷、消化管出血などの細胞崩壊に伴う K 供給の病態が存在しないかも確認します。

　上記のような腎からの K 排泄低下もしくは食事や薬剤からの K 吸収過剰、細胞崩壊を伴う病態などを認めない場合、細胞膜を介した K 移動の病態を考えます。例えばアシドーシスの状態においては、増加した H^+ イオンが細胞外から細胞内へ移動するため、電気的中性を保つために陽イオンとなる K が細胞外へ移動して血管内の K 濃度が増加し、K 血症となります。

　日常診療において高 K 血症は腎機能低下によるものの頻度が高いですが、薬剤性のものも多く経験されます。また、偽性高 K 血症も相当な高頻度で観測されます。血清 K 値が高いことによる人体への影響としては致死性不整脈の発生が最も緊急性が高いため、著しい高 K 血症に遭遇した際はまず心電図で T 波増高（テント状 T 波）や P 波消失などの所見を確認して、緊急性の有無を判断した後に高 K 血症の原因精査を行うようにしましょう。

• TTKG（transtubular K concentration）について

　皮質集合管終末部の K 濃度がアルドステロン活性を反映しますが、これを直接測定することはできないため、皮質集合管以降で再吸収される水分量を考慮して最終尿中 K 濃度を補正し、血清 K 濃度との比を表した TTKG［＝（尿 K 濃度 / 血清 K 濃度）/（尿浸透圧 / 血清浸透圧）］が 1986 年に Halperin によって提唱され、高 K 血症、低 K 血症の原因を検索する上で臨床的に有用とされてきました。例えば、本症例で Y 月 25 日のデータを用いて計算すると、「TTKG ＝（尿 K 濃度 / 血清 K 濃度）/（尿浸透圧 / 血清浸透圧）＝ 2.7」であり、高 K 血症では本来 7 以上とされる TTKG が低値であることがわかります。しかし、後に Halperin 自身が「内髄質集合管 inner medullary collecting duct において大量の尿素が日々再吸収されることがわかり TTKG 算出の前提条件が崩れたので、もはや TTKG は使わない方がよい」と述べており[4]、UpToDate でも高 K 血症の鑑別に TTKG は用いないように記載されていますので、今後は使わない方が良いでしょう。

• Na^+-Cl^- と酸塩基平衡

　酸塩基平衡を評価する際に血液ガス分析を行う必要がありますが、動脈採血が必要となるため静脈血を用いた検査と比べて検査へのアクセスの観点で劣ります。そこで、静脈血を用いた一般的な検査項目で酸塩基平衡異常のスクリーニングを行う方法として Na^+ - Cl^- の評価があります。ここで確認しておきましょう。

　前述で、代表的な電解質として細胞外液では Na^+、Cl^-、HCO_3^- を挙げましたが、血管内に存在する電離する物質として、これらの他に K^+、Ca^{2+}、Mg^{2+}、蛋白質、有機酸などがあります[3]。これらの項目をすべて測定する状況は限られているため、一般的に血液ガス分析において測定される Na^+、Cl^-、HCO_3^- の値を用いてアニオンギャップ（anion gap；AG）の計算が行われています。血清中に存在する電離する物質は電気的な中性を保つ性質があり陽イオンの総和と陰イオンの総和が等しくなるため、これを利用して AG の計算を行います。「AG ＝ Na^+ -（Cl^- ＋ HCO_3^-）」で計算しますが、AG の増減はこの計算式に含まれていない K^+、Ca^{2+}、Mg^{2+}、蛋白質、有機酸の増減を意味します（図 2-7）。

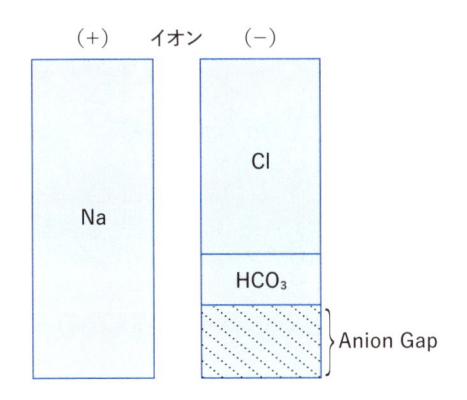

図 2-7 ｜ アニオンギャップ

　K^+、Ca^{2+}、Mg^{2+}などの電解質は厳密な調整機構によって濃度が概ね一定に保たれていて変動が小さいため、AG の増減は主に蛋白質や有機酸の増減を意味します。人体において病態を形成する有機酸として臨床的に遭遇頻度の高いものとしてはアシドーシスの原因となる乳酸やケトン体が挙げられ、これらの増減を検出する指標が望まれるため、蛋白質濃度が変化している場合に補正を行います。蛋白質の中で主たる陰イオンとして電気的中性に関与している物質はアルブミンであり、アルブミン濃度が 4 g/dL から 1 g/dL 減少するごとに AG は 2.5 減少するため[3]、低アルブミン血症（血清アルブミン濃度が 4.0 g/dL 未満）を認める症例においては ［$AG = Na^+ - (Cl^- + HCO_3^-) + (4.0 - アルブミン実測値) \times 2.5$］で計算します。すなわち、［補正 $Na^+ - Cl^- = Na^+$ 実測値 $- Cl^-$ 実測値 $+ (4.0 - アルブミン実測値) \times 2.5$］となります。

　AG は有機酸の増加を推測できるため乳酸アシドーシスやケトアシドーシスなどのアシデミアを呈する病態の鑑別に有用な指標ですが、HCO_3^- の値が計算式に含まれるため血液ガス分析が必要となります。そこで、AG の計算式における HCO_3^- を左辺に移動すると ［$AG + HCO_3^- = Na^+ - Cl^-$］となります。AG の基準範囲は 12 ± 2 mmol/L であり、HCO_3^- の基準範囲は 24 ± 2 mmol/L であることを考慮すると、$Na^+ - Cl^-$ の計算値は $32 \sim 40$ mmol/L の範囲におさまる ［$(12 \pm 2) + (24 \pm 2) = 36 \pm 4$］と考えられます。$Na^+ - Cl^-$ の計算値がこの範囲から大幅に外れる場合に AG もしくは HCO_3^- 濃度の少なくとも片方が増減していることが示唆されます。AG が有機酸の増加によって開大している場合は、電離した有機酸が陰イオンとなる一方で HCO_3^- が消費されるため、$AG + HCO_3^-$ の値は大きく変動しません。しかし、AG が変化せず HCO_3^- 濃度が増減する病態においては、電気的中性を保つために HCO_3^- 濃度が増加（減少）するごとに Cl^- 濃度が代償性に減少（増加）します。したがって、$Na^+ - Cl^-$ の計算値は HCO_3^- の値と連動するため、$Na^+ - Cl^- > 40$ の場合に代謝性アルカローシスの存在を、$Na^+ - Cl^- < 32$

の場合に代謝性アシドーシスの存在を考えます[6]。ただし、前述の通りK^+、Ca^{2+}、Mg^{2+}などの電解質は濃度が概ね一定に保たれていることを前提条件としてAGを評価しており、これらの電解質が変動してAGやNa^+-Cl^-値が基準範囲を外れることもある点に注意が必要です。

　Na^+とCl^-だけであればルーチン検査項目のみで評価が行えますので、Na^+-Cl^-の値を計算して32〜40mmol/Lの範囲から大幅に外れるようであれば酸塩基平衡異常が存在する可能性を考えて血液ガス分析の追加を考慮しましょう。

　Na^+-Cl^-値に異常を認める場合は動脈血液ガス分析を施行すべきですが、動脈血の追加採血が困難な状況も少なからず存在するため、静脈血を用いて動脈血の血液ガス分析結果を推測する方法を考えてみましょう。動脈血と静脈血の血液ガス分析結果を比較すると、pHは静脈血の方が0.033低く、HCO_3^-は静脈血の方が1.03 mmol/L高いとの報告があります。また、pCO_2は静脈血の方が4.41 mmHg高く、乳酸は静脈血の方が0.25 mmol/L高いものの変動が大きく、基準範囲外の場合は動脈と静脈間での一致率が低いと報告されています[7]。これらのデータより、pHとHCO_3^-については静脈血ガス分析結果を動脈血ガス分析結果の予測に使用できますが、pCO_2と乳酸に関しては測定結果が基準範囲内の場合にのみ予測に使用可能である点に注意しましょう。

＋α　こ う い う ケ ー ス も 注 意 ！

「医原性の高Ca血症」

　今回、利尿薬によって低Na血症と高K血症が生じた症例を紹介しました。医療介入に伴う電解質異常として、ビタミンD製剤投与による高Ca血症もしばしば生じるため注意が必要です。ビタミンD製剤は骨粗鬆症に対する適応があり、外来診療において経口製剤の処方がよく行われています。ビタミンD製剤は小腸からのCa吸収を促進することによって血中Ca濃度を高めて骨密度低下を抑制するため骨粗鬆症の治療薬として有効です。しかし漫然とした投与は高Ca血症の原因となりますので、定期的なCa濃度のモニタリングが必要です。血液検査の実施頻度が比較的多い入院時とは異なり、外来診療においてはビタミンD製剤投与中でも血中Ca濃度がフォローされていない症例が少なからず存在し、その一部が高Ca血症に伴う症状を主訴に救急外来を受診するケースとなります。ハインリッヒの法則で語られるように、一つの医原性電解質異常の背景には数多の無症候性の電解質異常が潜んでいるはずですので、患者背景や治療内容に応じた適切な検査項目を適切な頻度でオーダーするようにしましょう。

　なお、人体において実際に生体機能に関与するCaはイオン化したCa^{2+}ですが、静脈血採血時の一般的な検査において測定されるCa値は、イオン化したものとアルブミン結合型を合計した値であることが多いです。低アルブミン血症の状態においてはアルブミン結合型が減少するため補正が必要となり、[補正Ca値 = Ca実測値 (mg/dL) + (4-アルブミン実測値)]で計算します。ただし、Caとアルブミンの結合比率はpHによって変化するため[8]、顕著な酸塩基平衡異常が存在する病態下ではイオン化Caの測定が望ましく、動脈血ガス分析においてはイオン化Caが測定されていることが多いです。

参考文献

1）　高木　康（監），山田俊幸，大西宏明（編）. 標準臨床検査医学第5版：医学書院；2023. p174-181.
2）　日本臨床検査医学会，日本臨床検査医学会ガイドライン作成委員会. 臨床検査のガイドラインJSLM2021：宇宙堂八木書店；2021. p74-80.
3）　アリュール S. レディ. 水・電解質・酸塩基平衡クイックリファレンス：メディカル・サイエンス・インターナショナル；2022. p111-122, p201-208, p333-352.
4）　Kamel KS, Halperin ML. Intrarenal urea recycling leads to a higher rate of renal excretion of potassium: an hypothesis with clinical implications. Curr Opin Nephrol Hypertens 2011;20:547-554.

5）金井正光（監），奥村伸生，戸塚　実（編），ほか. 臨床検査法提要（改訂第35版）：金原出版；2020. p573-574, p725-742.

6）上田剛士（監），酒見 英太（著）. ジェネラリストのための内科診断リファレンス エビデンスに基づく究極の診断学をめざして：医学書院；2014. p49-55.

7）Bloom BM, Grundlingh J, Bestwick JP, Harris T. The role of venous blood gas in the emergency department: a systematic review and meta-analysis. Eur J Emerg Med 2014;21:81-88.

8）河合　忠（監），山田俊幸，本田孝行（編）. 異常値の出るメカニズム第7版：医学書院；2018. p123-132.

（中野　正祥、小柴　賢洋）

第 3 章

RCPC

ケースファイル

　ここでは、まず似通った検査データ異常を示したが病態の異なる2症例（症例1と2）を呈示します。ご自身でデータを解釈して、どのような病態の患者なのかを考えてから解説に目を通していただくと、RCPCの面白さがわかり、同時にデータ解釈の応用力が身につくでしょう。より症例の理解がしやすいように解説では病歴も呈示しています。

※本書の症例は、個人情報保護のために、データ解釈に不都合のない程度に一部を変更した症例になります。許可のない転載は禁止いたします。

1 │ RCPCにおけるデータの解釈

　RCPC（Reversed Clinico-Pathological Conference）では、主にルーチン検査の結果から患者の病態を考えていきます。一般にルーチン検査項目単独では、病態をとらえきれないことが多いですね。例えばCRPが高値であったとしても、その原因が感染症なのか、外傷なのか、関節リウマチなど他の炎症性疾患なのかはわかりません。すなわちRCPCは、診断をつけることが目的ではなく（診断のためには問診や理学所見も重要ですし、画像検査や特殊検査が必要になることもあります）、あくまで検査結果から病態生理を正しく解釈することが目的です。そのためRCPCでは「ここまでは読めるが、診断のためには、さらに○○の検査が必要である」といったディスカッションでおわることもあります。

　RCPCのデータの解釈法として信州大学方式[1]が有名で、これに基づくデータ解釈法の書籍も出版されていますので、ご存知の方が多いでしょう。信州大学方式については表3-1に、評価内容と使用する項目を示します。

表3-1 │ **検査データの読み方の手順（信州大学方式）**

- ・栄養状態（アルブミン、総コレステロール、コリンエステラーゼ）
- ・全身状態の経過（アルブミン、血小板数）
- ・細菌感染症の有無（白血球分画）
- ・細菌感染症の重症度（白血球数、分画の左方移動）
- ・敗血症の有無（白血球数、左方移動、血小板数、フィブリノゲン）
- ・腎臓の病態（UN、クレアチニン、尿酸、Ca、無機リン、尿定性・沈渣）
- ・肝臓の病態：肝細胞障害（AST、ALT）、肝代謝能（T-Bil）、肝合成能（アルブミン、T-C、コリンエステラーゼ）
- ・胆管の病態（T-Bil、D-Bil、ALP、γGT）
- ・細胞障害（AST、ALT、LD、CK、アミラーゼ、Hb）
- ・貧血（Hb、MCV、Fe、フェリチン）
- ・凝固・線溶系（PT、APTT、フィブリノゲン、血小板数、FDP、D-ダイマー）
- ・電解質
- ・動脈血液ガス

以上の13項目をもとに、総合的に判断します。括弧内は主に使用する検査項目を示しています。　　　　（文献1より改変）

　実際の症例における信州大学方式を使った読み方は後述しますが、一方、この方式が唯一無二のやり方というわけではありません。一例として、臨床病理レビューの方式[2]を以下に概説します。本質的な違いはありませんが、臨床病理レビューの考え方を知っておくことは信州大学方式を使う場合でもバックグラウンドの知識として有益です。

□ 参考：臨床病理レビュー方式によるデータの読み方

①慢性炎症、全身状態の評価：Alb および A/G 比、Hb、総蛋白（TP）の値で評価します。いずれも炎症が続くと低下しますが、Alb の血中半減期は3週間前後、Hb の半減期は約1ヶ月なので、まず Alb が低下します。そして炎症が続くと、次いで Hb も低下します。すなわち「Alb のみ低値＝軽症」「Hb も低下＝中等症」と評価されます。

　TP は Alb（A）と Globulin（G）の和なので、分子の A が低下すれば A/G 比も低下しますが、炎症が遷延すると G が増加しますので、相殺されて TP の低下はさほど目立たなくなるはずです。にもかかわらず、TP までもが低下しているということは、A が大きく低下している、ないしは G が充分に増加できないということですから、全身状態が悪いこと（＝重症）を示唆します。

②急性炎症、細菌感染症の評価：CRP 値と白血球数（WBC）で評価します。どちらも高値となる典型例は細菌感染症ですね。関節リウマチなどの慢性炎症性疾患でも両者が高値となり得ますが、慢性炎症については①で評価済みです。

　細菌感染症などにより IL-6 が CRP の産生を促すと、およそ6時間後（4～8時間後）に血中での増加がみられ始めます。その後、自然経過としては（すなわち治療介入がなければ）6時間おきに倍加し、48～72時間でピークになります。

　白血球数については、細菌感染症の初期や急性心筋梗塞などで分布の変化がまず起こります。急性心筋梗塞で白血球数が CRP より先に動くことはよく知られていますね。細菌感染症の初期には感染巣に白血球が動員されるため、血中白血球数は減少します（最初に減少するタイミングで採血されることは比較的少ないため、細菌感染症では「白血球数は増加する」と皆さん思っておられるのではないでしょうか）。その後1～2時間後に網内系などから白血球が供給されるため、CRP よりも先に増加することになります。それで不足であれば、約12時間後から骨髄より供給されるようになります。より長期に必要がある場合は骨髄での造血を伴います。これは分布の変化に比べて、時間がかかるわけです。分葉核球にまで成熟するのを待っていられなくて、その前の分化段階である桿状核球の段階で末梢に動員されると、白血球の核の平均分葉数の

左方移動（いわゆる「左方移動」）が生じます。

③**貧血の評価**：貧血は血色素（Hb）濃度で定義されます。カットオフ値はWHOの基準では成人男性で13 g/dL、成人女性で12 g/dLですが、高齢者では11 g/dLとして問題ありません。さらに赤血球数（RBC）、Ht値からMCV、MCH、MCHCを計算できますので、参考にします。例えば、メトトレキサート投与時など貧血がなくても葉酸代謝が阻害されているとMCVが大きくなり、葉酸補充が必要であると判断できます。MCHCが高値の場合 、自己免疫性溶血性貧血（AIHA）などを疑う必要があります。

④**臓器障害の評価**：これは臨床病理レビュー方式と信州大学方式とで、基本的に変わりはありません。肝胆道系、膵、筋（骨格筋、心筋）については各臓器の細胞障害が臓器障害につながりますので、改めて細胞障害としなくてもよいでしょう。一方、胆汁うっ滞や腎障害はビリルビン値やCre値、あるいはeGFRなどで評価する必要があります。

　肝酵素異常があると一般には「肝機能障害」ということが多いと思われます。しかし、肝臓の機能はASTやALTで決まるわけではありません。肝臓の役割は蛋白合成や解毒などになりますので、これが障害されていると肝機能障害になります。したがって、TPやAlb、凝固検査（凝固因子の大半は肝で合成されます）などによって評価しないといけません。第1章（p.4）でも述べたように米国ではトランスアミナーゼやLDなどの検査は、肝機能検査（Liver function test）ではなく、肝酵素検査（Liver enzyme test）、あるいは単に肝の検査（Liver test）と呼ぶことが提案されています。

⑤**糖代謝、脂質代謝の評価**：空腹時血糖、HbA1c、脂質系は測定されている範囲で評価します。LDL-Cは直接測定されていなくてもT-C、TG、HDL-CからFriedewaldの式を用いて計算できます。近年はnon-HDL-Cを用いることもあります。

⑥**その他**：その他については信州大学方式と特に変わりはありません。ルーチン検査では動脈血液ガスは通常測定されていませんが、Na-Clの値から酸塩基平衡の異常の有無を推察します。

　臨床病理レビュー方式にせよ信州大学方式にせよ、見落としのないように順序立てて検査データを解釈することが大切です。さらに個々のデータについて評価するだけでなく、他のデー

タとの関連性からそれぞれの病態の可能性が高いのか低いのかを吟味していきます（例えば、高ALP血症の原因としては成長期や妊娠後期も挙げられますが、患者が中年男性であれば当然これらは否定されます）。

参考文献

1）松本剛, 出居真由美, 北中　明, ほか. ルーチン検査(基本的検査)の読み方・考え方：信州大学方式RCPC. 臨床病理 2017；65：325-330.
2）米川　修, 松尾　収二（監）, 森田　薫, 有田卓人（編）. 臨床病理レビュー特集第155号 Reversed CPC 臨床検査による診察作法を身につける 患者さんから学ぶ検査の読み方・考え方：宇宙堂八木書店；2016.

2 ｜ RCPC症例

　では、具体的な症例をみていきましょう。上記を踏まえつつ、まずはご自身でデータを読んでみてください。

□ 症例1

　50歳代男性。発熱、倦怠感を訴え外来を受診しました。初診時ならびに経過のデータを表3-2・表3-3に示します。スペースの都合上、単位は割愛しています。

表3-2 ｜ CBCデータ（症例1）

	基準範囲	X年 Y月21日	X年 Y月22日	X年 Y月25日	X年 Y月28日	X年 Y月31日	
WBC	4000-9000	5630	6990	8260	9840	9680	
		（像は機械読み）					
Myelo (%)		0	0	0	0.5	0	
Meta (%)		0	0	0.5	0	0.5	
Stab (%)	2.0-6.0	N/A	1.5	1.5	0	0	
Seg (%)	38.0-58.0	31.8	35	31	26	27.5	
Lymp (%)	26.0-47.0	63.4	38.5	44	58	65	
Mono (%)	3.0-8.0	3.9	3	9.5	9.5	4.5	
Eos (%)	2.0-7.0	0.2	0.5	0.5	0.5	0	
Bas (%)	0.0-1.0	0.7	1	1	0	0.5	
Atyp lymp (%)		0	20.5	12	5.5	2	
RBC (×10⁴)	410-550	458	468	468	460	447	
Hb	13.0-17.0	14	14	13.7	13.5	13.3	
Hct	39.0-51.0	42.2	43.5	43.6	42.8	42.7	
Plt (×10⁴)	15.0-35.0	19.3	18.1	17.4	17.9	18.6	

	X年 Y+1月4日	X年 Y+1月7日	X年 Y+1月14日	X年 Y+1月19日	X年 Y+1月28日	X年 Y+2月11日	X年 Y+3月2日	X+2年 1月24日
	7830	8030	4790	4350	3650	3850	4080	4860
	0	0	0	0	0	0	0	0
	0	0	0	0	0	0	0	0
	2	0.5	0	0.5	0	1.5	0	0
	27.5	29.5	30.5	44	51	45.5	42	37.5
	59.5	62.5	62	48.5	44	46	50.5	55
	6	6.5	4	5	4	3	6.5	7
	0.5	0	0	0.5	0.5	3	0.5	0.5
	0.5	0	0.5	1.5	0.5	1	0.5	0
	4	1	0	0	1	0	0	0
	415	444	429	410	458	459	528	488
	12.8	13.1	12.5	12.2	13.4	13.6	15.5	15.1
	39.6	41.9	39.6	38	41.6	42.5	47.8	46
	21.9	26.2	25.9	23.6	23.2	22.9	23.8	25.9

表3-3 ｜ 生化学免疫データ（症例1）

	基準範囲	X年Y月21日	X年Y月22日	X年Y月25日	X年Y月28日	X年Y月31日	
TP	6.6-8.7	7.3	7.7	7.4	7.4	7.4	
Alb	4.0-5.2	3.6	3.7	3.5	3.5	3.4	
A/G		0.97	0.93	0.90	0.90	0.85	
ZTT	4.0-12.0	>25	>25	>25	>25	>25	
T-Bil	0.2-1.2	0.7	0.8	0.7	0.7	0.6	
D-Bil	0.1-0.3	0.3	0.3	0.3	0.3	0.2	
AST	13-33	87	148	239	172	135	
ALT	8-42	80	120	245	254	211	
LD	119-229	681	780	771	678	637	
ALP	115-359	814	590	1292	1515	1359	
γGT	11-58	211	217	301	318	295	
LAP	34-69	138					
Amy	33-120	87	94	101	131	128	
ChE	168-470	198			0.79		
CK							
UN	8.0-20	13	13	12	14	18	
Cre	0.36-1.06	0.81	0.87	0.77	0.79	0.79	
eGFR		76	70	81	78	78	
UA	3.4-7.0	4.9	5.5	5	5.4	6.1	
Na	138-146	138	140	137	136	139	
K	3.6-4.9	4.2	4.1	4.4	4.3	4.5	
Cl	99-109	102	104	102	101	104	
Ca	8.1-10.4	8.1					
IP	2.5-4.5	2.8					
Mg	1.9-2.5	2.2					
Fe	54-181	40					
Zn							
T-Chol	128-219	135					
HDL-C	40-96	32					
LDL-C	70-139	67					
TG	30-149	179					
FBS	70-109	100					
HbA1c	4.6-6.2	5.9					
CRP	≤ 0.3	2.33	2.34	1.41	1.11	0.77	
PCT	≤ 0.05	0.24					
PT-INR			0.99	0.99	0.97	0.95	
MMP-3	36.9-121	61.7					
CH50	31.6-57.6	>60					
フェリチン	39.3-465	1323					
IgG	870-1700	2123					
IgA	110-410	217					
IgM	33-190	146					
RF	≤ 15	34					
TSH	0.500-5.000	2.09					
FT4	0.90-1.70	1.09					
FT3	2.30-4.00	2.4					
CEA	≤ 5.0	2.5					
AFP	≤ 10.0	1					
CA19-9	≤ 37.0	<2					
PSA	≤ 4.0	1.98					
NT-proBNP	≤ 125	37					
TIBC							
UIBC							
KL-6							

	X年 Y+1月 4日	X年 Y+1月 7日	X年 Y+1月 14日	X年 Y+1月 19日	X年 Y+1月 28日	X年 Y+2月 11日	X年 Y+3月 2日	X+2年 1月 24日
	7.3	7.5	7.2	6.9	7	6.9	7.5	7.5
	3.6	3.5	3.8	4	4.1	4.1	4.8	4.7
	0.97	0.88	1.12	1.38	1.41	1.46	1.78	1.68
	>25	>25	24.8	21.1	18.4	14.8	13.6	
	0.7	0.8	0.9	0.7	0.9	0.8	0.8	0.9
	0.2	0.2	0.2	0.1	0.2	0.2	0.2	0.3
	48	36	23	19	19	16	19	21
	101	63	27	18	16	10	13	13
	512	423	302	226	206	203	177	166
	1013	775	438	316	252	172	163	146
	229	187	107	78	60	42	43	32
							53	
	148	135	114	135	126	135	152	166
							301	279
								249
	17	19	17	15	16	14	18	19
	0.73	0.8	0.85	0.82	0.84	0.75	0.89	0.92
	85	77	72	75	73	83	67	66
	6.9	7.4	7.7	5.8	6.8	6.8	8	6.5
	137	139	141	139	140	140	141	142
	4.6	4.5	4.5	4.1	4.2	4.6	4.9	4.6
	103	103	106	103	104	107	104	104
							9.5	9.7
							3.5	3.7
							2.2	2.2
							83	79
								81.4
							208	202
							63	72
							121	112
							101	98
			111	96				96
			5.4					5.5
	0.3	0.16	0.03	0.02	0.02	0.02	0.03	0.02
	0.97	0.98	0.97	0.98	1.01	0.98		
								90.3
							56.9	53.5
						262	249	253
	2022					1359		1413
	259					206		224
	290					130		81
	29.8					15.1	14.7	9.9
						1.26	1.26	1.58
						0.97	1.02	1.23
							3.14	2.71
						2.4	3	3
						2.2	2.6	2.3
						<2	<2	<2
						1.67	1.72	1.8
						34	7	11
								280
								201
								172

> **読み方のヒント**
>
> ・信州大学方式あるいは臨床病理レビューの方式に沿って、漏れなく読んでいきましょう。
> ・肝酵素の異常はどう解釈しますか？
> ・異型リンパ球とはどういうリンパ球でしょうか？　どのような病態で末梢血に出現する
> でしょうか？
> ・リウマトイド因子（RF）の動きはどのように理解すべきでしょうか？

表3-4 ｜ **CBCデータ（症例2）**

	基準範囲	X年 Y月21日	X年 Y月22日	X年 Y月25日	X年 Y月28日	X年 Y月31日	
WBC	4000-9000	5630	6990	8260	9840	9680	
		（像は機械読み）					
Myelo (%)		0	0	0	0.5	0	
Meta (%)		0	0	0.5	0	0.5	
Stab (%)	2.0-6.0	N/A	1.5	1.5	0	0	
Seg (%)	38.0-58.0	31.8	35	31	26	27.5	
Lymp (%)	26.0-47.0	63.4	38.5	44	58	65	
Mono (%)	3.0-8.0	3.9	3	9.5	9.5	4.5	
Eos (%)	2.0-7.0	0.2	0.5	0.5	0.5	0	
Bas (%)	0.0-1.0	0.7	1	1	0	0.5	
Atyp lymp (%)		0	20.5	12	5.5	2	
RBC ($\times 10^4$)	410-550	458	468	468	460	447	
Hb	13.0-17.0	14	14	13.7	13.5	13.3	
Hct	39.0-51.0	42.2	43.5	43.6	42.8	42.7	
Plt ($\times 10^4$)	15.0-35.0	19.3	18.1	17.4	17.9	18.6	

次に、症例1とよく似た検査結果を示している症例2です。初診時ならびに経過のデータを表3-4〜表3-6に示します。

□ 症例2

50歳代男性。発熱と下痢で外来を受診しました。

	X年 Y+1月4日	X年 Y+1月7日	X年 Y+1月14日	X年 Y+1月19日	X年 Y+1月28日	X年 Y+2月11日	X年 Y+3月2日	X+2年 1月24日
	7830	8030	4790	4350	3650	3850	4080	4860
	0	0	0	0	0	0	0	0
	0	0	0	0	0	0	0	0
	2	0.5	0	0.5	0	1.5	0	0
	27.5	29.5	30.5	44	51	45.5	42	37.5
	59.5	62.5	62	48.5	44	46	50.5	55
	6	6.5	4	5	4	3	6.5	7
	0.5	0	0	0.5	0.5	3	0.5	0.5
	0.5	0	0.5	1.5	0.5	1	0.5	0
	4	1	0	0	1	0	0	0
	415	444	429	410	458	459	528	488
	12.8	13.1	12.5	12.2	13.4	13.6	15.5	15.1
	39.6	41.9	39.6	38	41.6	42.5	47.8	46
	21.9	26.2	25.9	23.6	23.2	22.9	23.8	25.9

表3-5 ｜ 生化学免疫データ（症例2）

	基準範囲	XX年YY月24日	XX年YY月28日	XX年YY+1月5日	XX年YY+1月19日
TP	6.6-8.7	7	7	6.7	7.1
Alb	4.0-5.2	3.6	3.8	3.9	4.3
A/G		1.06	1.19	1.39	1.54
ZTT	4.0-12.0	1.4	3	5.5	7.1
TTT	0-5.0	0.5	2.4	2.9	3.8
T-Bil	0.2-1.2	0.7	0.6	0.5	0.9
D-Bil	0.1-0.3	0.2	0.2	0.1	0.2
AST	13-33	60	46	32	24
ALT	8-42	93	95	55	28
LD	119-229	261	211	165	170
ALP	115-359	1350	970	538	315
γGT	11-58	297	252	138	103
LAP	34-69	179	144	89	75
Amy	33-120	316	299	240	184
ChE	168-470	200	238	264	300
CK	62-287	41	51	78	139
UN	8.0-20	11	20	17	15
Cre	0.36-1.06	0.86	0.77	0.77	0.83
eGFR		72.1	81	89	75
UA	3.4-7.0	3.8	5.3	5.2	6.7
Na	138-146	139	142	140	139
K	3.6-4.9	4	4.6	4.6	4.5
Cl	99-109	101	105	104	103
Ca	8.1-10.4	9.4	9	9	9.4
IP	2.5-4.5	3.5	3.1	2.8	3.6
Mg	1.9-2.5	2	2.4	2.3	2.2
Fe	54-181	22	95	79	148
Zn	80-130	88.1	74	75.6	
T-Chol	128-219	147	150	166	198
HDL-C	40-96	43	30	43	54
LDL-C	70-139	82	96	105	113
TG	30-149	86	172	158	239
FBS	70-109	109			
HbA1c	4.6-6.2	5.8			
CRP	≤0.3	10.1	1.2	0.12	0.02
PCT	≤0.05	0.13			

	基準範囲	XX年 YY月 24日	XX年 YY月 28日	XX年 YY+1月 5日	XX年 YY+1月 19日
PT-INR					
CH50	31.6-57.6	>60	>60	>60	
フェリチン	39.3-465				
IgG	870-1700			1230	
IgA	110-410			267	
IgM	33-190			78	
RF	≦15	6.5	6.5		
TSH	0.500-5.000	1.6			
FT4	0.90-1.70	1.05			
FT3	2.30-4.00	2.1			
CEA	≦5.0	3.9			
AFP	≦10.0	1.4			
CA19-9	≦37.0	<0.6			
PSA	≦4.0	1.97			
NT-proBNP	≦125	181			

表3-6 | 検尿データ（症例2）

	基準範囲	XX年YY月24日
比重	1.005-1.030	1.014
pH	5.0-7.5	5.5
糖	(-)	(-)
蛋白	(-)	(+-)
潜血	(-)	(1+)
ケトン体	(-)	(-)
ビリルビン	(-)	(-)
ウロビリノーゲン	Normal	Normal
沈渣		
赤血球		1-4
白血球		1-4
扁平上皮		0-1
硝子円柱		1-4
細菌		(1+)

読 み 方 の ヒ ン ト

・肝酵素の異常はどう解釈しますか？

・症例1とはどこが違っているでしょうか？

それでは、データを読者の皆さんと一緒に読んでみたいと思います。ここでは信州大学方式に基づいて初日のデータを中心に読んでいきますが、もちろん臨床病理レビューの方式などで読んでいただいても構いません。

□ 栄養状態について

主にアルブミン（Alb）、コリンエステラーゼ（ChE）、総コレステロール（T-C）の値を評価します。症例1・2とも初診時TPは基準範囲内ですが、Albは軽度低値でA/G比も1前後と低めです。ChEは基準範囲内、T-Cは低めながら基準範囲内ですので、栄養状態は軽度不良と評価できます。脂質については中性脂肪（TG）、HDL-C、LDL-Cが測定されており、症例1はHDL-C 32 mg/dL、TG 179 mg/dL、症例2はYY月28日にはHDL-C 30 mg/dL、TG 172 mg/dLとほぼ同様のデータです。経過をみると症例1では脂質はY+3月まで検査されていませんが、その時はAlb・脂質とも基準範囲内に改善しています。症例2もYY+1月19日にはTGを除き基準範囲内です。TGが基準範囲を超えていますが、食後の採血であればほぼ問題にはならない数値でしょう（脂質代謝異常のない方でも、食後はおよそ5割増し程度まで増加することがあります）。

□ 細菌感染症の有無・重症度、敗血症の有無について

末梢血中の白血球数は個人差が大きいので、健康な時のデータ（すなわち、その個人の基準値）がわかれば非常に参考になります。定期的な健診や人間ドックを受ける意義の一つです。症例1では白血球数は初診時6,990 /mm³と基準範囲内ですが、血液像では相対的に好中球がやや少なく、逆にリンパ球が多くなっています。細菌感染症の初期で組織に好中球が動員されているのかもしれませんし、ウイルス感染症も否定はできません。その後、白血球数が増加していきます。Y+1月14日以降は白血球数が4,000 /mm³前後になり、2年後もそのレベルですので、もともとこの程度の白血球数の患者だと思われます。つまり、初診〜Y+1月7日まで

は白血球数は増加していたわけです。血液像では、初診からY+1月14日まではリンパ球優位で、この点からウイルス感染症を考えたいところです。ウイルス感染症では一般に白血球数はあまり増えないことが多く、減少傾向をみることも稀ならずありますが、サイトメガロウイルス（CMV）やEBウイルス感染などでは、一般に白血球数増加しますので、こうした病態が考えやすいと思われます。CRP値がそれほど高くないことも矛盾しません。

　一方、症例2は初診時に白血球数が高く（基準範囲上限を超えています）、好中球優位で幼弱な細胞（骨髄球Myelocyte、後骨髄球Metamyelocyte）が末梢に認められており、細菌感染症として矛盾のない所見です。YY月28日には白血球数は4,570/mm^{3}と低下し、それ以降もこの程度ですので、普段の白血球数は4,000〜5,000/mm^{3}程度の患者であることになり、初診時はおよそ2倍に増加していたことがわかります。

　血小板数は一般に炎症により増加します。症例1・2とも初診時は基準範囲内ですが、症例1は回復後20〜26×10^{4}程度ですので、初診時はやや低めですが大きな異常は呈していません。症例2もYY月28日に軽度高値をとっていますが、やはり大きな異常なく推移したといえそうです。

□ 腎臓の病態について

　症例1・2とも尿素窒素（UN）、クレアチニン（Cre）は基準範囲内でGFRも保たれています。症例1では検尿がなされており、潜血（1+）です。沈渣では赤血球は1〜4/HPFです。溶血あるいはミオグロビン尿の場合に潜血反応と尿沈査の乖離が生じますので、今回の病態との関連は乏しいかもしれませんが、エコーなどの画像診断で腎尿路系に問題のないことを一度は確認しておきたいところです。尿酸、Ca、無機リンについては、尿酸が症例1でY+1月7日と14日に若干7.0を超えています。この一過性の上昇の原因はよくわかりませんが19日には低下しており、症例2も含めて腎機能に関してはおおむね問題ないと評価してよいでしょう。

□ 肝臓・胆管の病態について

　症例1・2ともトランスアミナーゼ（AST、ALT）、LDという肝実質細胞の障害（壊死）を示す酵素が軽度高値です。症例1は、初診後さらに上昇してから低下に転じます。ピークのタイミングが酵素によって異なるのはおそらくは半減期の違いを反映しているでしょう。ただ、ピークの値はいわゆる肝炎ウイルス感染による急性肝炎に比べて低く、アデノ、コクサッキー、サイトメ

ガロなどのウイルス感染時の肝酵素異常としても矛盾しないと思われます。症例 2 は、初診以後順調に低下しています。これは受診した時期の違いによるものでしょう。もし症例 2 がもっと早くに受診していれば、症例 1 と同様の経過が観察された可能性があります。

　両症例で目立つのは肝細胞壊死のマーカー（AST、ALT、LD）よりも胆道系マーカーが高い点です。胆道系の炎症が一義的な要因として存在し、そのため、トランスアミナーゼや LD の軽度上昇がみられていると考えて矛盾しません。Bil は基準範囲内で、胆道系の閉塞機転や肝の代謝障害については否定的です。Alb はやや低値、ChE、総コレステロール値は基準範囲内でやや低めのレベルですので、慢性的な肝の合成障害よりは発熱による摂食の低下などが考えやすいと思われます。

□ 細胞障害について

　AST、ALT、LD については上記の通りです。CK は症例 1 では測定されておらず不明ですが、症例 2 では問題ありません。アミラーゼについて、症例 1 は初診時に基準範囲内ですが徐々に上昇し、Y 月 28 日以後は基準範囲を超えています。ただ値の増加は止まっており、慢性膵炎や唾液腺炎の可能性は残るものの、今回の病態への関与は否定的です。症例 2 では初診時は高値ですが、経時的に低下しているため、今回の病態と何らかの関連があることは否定できません。YY+1 月 19 日以後のデータがないため、正常化したのかどうかは不明です。ただどちらの症例も、急性膵炎や慢性膵炎の急性増悪を考えるには値が低く、むしろ胆道系の炎症が波及した状態などを考えたくなる数値といえるでしょう。

　Hb は次項で確認します。

□ 貧血の有無について

　Hb 濃度により評価します。症例 1・2 ともに、赤血球数やヘマトクリット値も含めて異常ありません。赤血球恒数（MCV、MCH、MCHC）にも特に問題はありません。血清鉄、フェリチンは、症例 1 の初診時では鉄低値、フェリチン高値、症例 2 では鉄低値、フェリチン未測定です。炎症により一過性の鉄利用障害が生じている可能性が考えやすいデータです。症例 2 で血清鉄が YY 月 28 日以降改善していることは、この視点をサポートしています。

□ 凝固・線溶系について

　症例1ではPT-INRがY月22日以降経時的に測定されており、特に問題はありません。血小板数については上記を参照してください。その他については、データがなく評価できません。症例2でも測定されておらず評価できません。両症例とも臨床的に特段の問題がなかった可能性を考えたいところではあります。

□ 電解質、動脈血液ガスについて

　症例1・2とも電解質について特段の問題はありません。Na^+ - Cl^-もAlb補正した値で特に問題はありません。症例2で亜鉛が経時的に若干基準範囲下限を下回っていますが、発熱等による摂取不足が考えやすいですね。

　動脈血液ガスは両症例とも測定されていませんので評価できませんが、Na^+ - Cl^-に問題がないことから、少なくとも大きな酸塩基平衡の異常はないと考えてよいでしょう。

　いかがでしたでしょうか？　それでは以下で、それぞれの症例について病歴等を確認していきましょう。まず、症例1です。

□ 症例1：病歴

現病歴：X年Y月10日頃から、特に誘因なく全身倦怠感を自覚するも、夏バテと思い様子をみていました。Y月20日の深夜に熱感を自覚し体温測定したところ38.2℃あるも、他の自覚症状はやや軟便傾向のみであったため、手持ちのアセトアミノフェン錠を内服し解熱しました。しかし、Y月21日昼前に37.0℃、13時に38.1℃の熱発があり外来を受診しました。

既往歴：花粉症

家族歴：祖父に心筋梗塞、祖母に脳梗塞

内服薬：日常的な服薬はありません

□ 症例1：肝酵素異常値の解釈

　一部上記と重複しますが、症例解釈において重要な点ですので省略せずに記載します。

　肝酵素は、肝実質細胞障害（肝細胞壊死）のマーカーであるAST、ALT、LDと、胆道系の

マーカーであるALP、γGT、LAPに大別されます。LAPは一般にALP、γGTと併行して動くため、最近ルーチンではほとんど測定されなくなりました。

　肝実質細胞障害のマーカーではLDに比べAST、ALTの活性が高いようにみえます。一般に肝炎ウイルスによる急性肝炎ではAST、ALTの高値が優位となり（しばしば3～4桁を呈します）、顕性黄疸（T-Bil>2 mg/dL）が認められます。またLD/AST比をみると肝障害（急性肝炎や肝細胞がんなど）では通常5以下となります。

　本症例では、肝酵素はAST、ALT、LDよりALP、γGT、LAPの上昇が目立つことから肝炎ウイルスによる急性肝炎よりも胆道感染症など胆道系疾患が疑われます。一方、初診日はALTに比べASTが優位であるため、両者の半減期の違いを考慮すると比較的急性期の変化をとらえていることが推察されます（第2章症例4を参照）。初診日に胸腹部造影CT、翌日に絶食下で腹部エコーが実施されましたが、CTでは軽度の脾腫と大動脈周囲・両側そけい部に数mm径のリンパ節を認めるのみ、腹部エコーでは胆嚢ポリープ疑いと軽度の脾腫のみの所見でした。初診日に追加オーダーされたLDアイソザイム、ALPアイソザイムの結果は図3-1・図

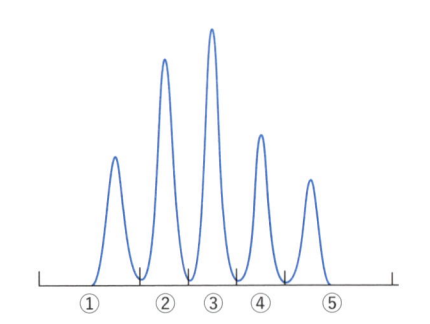

分画 No.	分画名	結果	単位	基準値
①	LDH 1	16	%	21～31
②	LDH 2	27	%	28～35
③	LDH 3	29	%	21～26
④	LDH 4	16	%	7～14
⑤	LDH 5	12	%	5～13

図3-1 ｜ LDアイソザイム検査結果

分画 No.	分画名	結果	単位	基準値
①	ALP 1	22	%	
②	ALP 2	73	%	ALP 2：36～74
③	ALP 3	5	%	ALP 3：25～59

図3-2 ｜ ALPアイソザイム検査結果

3-2の通りです。LDアイソザイムではLD3〜LD5が優位であり、肝胆道系疾患に矛盾しませんが悪性疾患の除外も必要と考えられます。ALPアイソザイムはALP1、ALP2が優位で、これも胆道系疾患として矛盾しません。

　翌Y月22日のCBCの結果、目視検査により異型リンパ球が末梢血に出現していることがわかり、ウイルス感染症が疑われました。AST、ALTがさほど高値ではなく黄疸も認めないことから、肝炎ウイルス感染よりはEBV（Epstein-Barr virus、学名はhuman herpes virus-4に変更されましたが、今でも一般にはEBVの名称が広く用いられています。最近、自己免疫疾患との関連が注目されています[1]）やCMV（human cytomegalovirus：human herpes virus-5；HCMV）感染症が疑われ、さらに鑑別診断としてA型肝炎、C型肝炎、E型肝炎、原発性胆汁性胆管炎（Primary Biliary Cholangitis；PBC）、それぞれの関連検査が鑑別診断のために実施されました。B型肝炎についてはワクチン接種後でHBs抗体陽性がすでにわかっていたため、検査は実施されませんでした）。また、肝の蛋白合成能を評価するためにプロトロンビン時間（PT）もオーダーされました。

　検査結果は表3-7に示す通りで、CMVのIgM、IgG抗体が陽性であることからCMV感染症と診断されました。なおEBVは既感染パターンであり、他のウイルス肝炎およびPBCを示唆する検査結果は認められませんでした。

表3-7 | 感染症データ

Date	基準範囲	X年Y月22日
PT-INR		0.99
HCV抗体	(-)	(-)
抗核抗体	<×40	<×40
AMA-M2	(-)	(-)
HA抗体IgM	(-)	(-)
EBNA抗体	<10	40
EBV-VAC-IgG	<10	40
EBV-VCA-IbM	<10	<10
EBV-EADR-IgG	<10	<10
CMV-IgG	(-)	6.9(+)
CMV-IgM	(-)	4.31(+)
HEV-IgA定性	陰性	陰性

□ 症例1：異型リンパ球について

　異型リンパ球は、抗原刺激により活性化され幼若化したTリンパ球ないしNK細胞といわれており、EBV、CMV、HHV（ヒトヘルペスウイルス：Human Herpesvirus）などのウイルス感染でしばしば10%を超える増加を認めます。ウイルス感染症以外では薬物アレルギーや結核、自己免疫疾患、輸血後、心臓手術後などでもみられることがあります。本症例はCMV感染によるものと考えられました。ウイルス感染症では一般に初感染でまずIgMクラスの抗体が産生され、その後クラススイッチによりIgG抗体が産生されるようになります。本症例では初診時にIgGおよびZTT（主にIgGを反映します。なお、IgMを反映するTTTとともに以前はスクリーニング時にしばしば測定されていましたが、IgM、IgG、IgAを直接測定することが可能となり、TTT、ZTTは保険適応から外されたため、近年は測定されなくなりました）が高値であり、CMV抗体はIgM抗体、IgG抗体がともに陽性であるため、急性期を少し過ぎた時点で検査がなされたものと解釈されました。確認したところ、発症から約12日を経過した時点での検査でした。

□ 症例1：リウマトイド因子（RF）について

　RFは自己IgGのFc部分に対する自己抗体であり、一般にはIgMクラスの抗体ですが、他のクラスのRFも存在します。RF高値は、そもそもそれを産生するB細胞が活性化されていることを意味します。そこで、抗体産生系であるB細胞系が活性化される病態を考えていくと、自ずとRFが陽性となる疾患の鑑別診断を想起することができます。代表的な疾患として、膠原病、特に自己抗体が陽性になりやすい関節リウマチや全身性エリテマトーデス（SLE）、シェーグレン症候群などが挙げられますが、それ以外にも種々のウイルス感染症や固形腫瘍、また健常高齢者でもしばしば陽性になります。ただし、健常高齢者の場合、一般に力価は低値の陽性です。これに対し、もともと抗体産生能力を持たない未熟なB細胞系列の細胞が腫瘍化したB細胞系白血病などでは原則としてRFは陽性にはなりません。また、抗体産生細胞である形質細胞が腫瘍化した場合、多発性骨髄腫などを考えると容易に理解できると思いますが、抗体の一部（例えばIgG κ鎖など）が大量に産生される一方で、抗体活性を持つ完全な免疫グロブリンの産生はむしろ抑制されることから、やはりRFは陽性にはならないわけです。

　クリオグロブリン血症[2]は、37℃以下で沈殿し加温すると溶解する免疫グロブリン（クリオグロブリン）が血中に存在する病態で、I～III型に分類されます。頻度としてはI型が10～15%、II型が50～60%、III型が30～40%程度でII型が最多です。I型のクリオグロブリンは単クローン性IgMまたはIgGで、時に過粘稠症候群（Hyperviscosity syndrome）を呈することが

あります。II型は単クローン性IgMと多クローン性IgG、III型は多クローン性IgMとIgGで、「混合型クリオグロブリン血症」と呼ばれます。混合型では補体と結合した免疫複合体による血管炎（クリオグロブリン血症性血管炎：cryoglobulinemia vasculitis）を起こすことがあります[3]。このうちII型はHCV関連が大半で、その単クローン性IgMはRF活性を有していることが知られています。クリオグロブリン血症は無症状のことも多いですが、レイノー現象や下肢優位の紫斑などをみた場合は検査する必要があります。

　さて、本症例の経過をみるとY+2月11日の時点でIgGは正常化し、RFもほぼ基準値上限に低下しました。さらにY+3月2日にはRFも陰性化していることから、CMV感染により一過性にB細胞系が活性化されたことを反映して一時的にRFも陽性になっていたと考えられます。

□ 症例1：まとめ

　肝炎ウイルスに限らず、様々なウイルスが肝酵素異常を来すため、鑑別が必要になります。肝炎ウイルス感染症による急性肝炎の場合、AST、ALTがピーク時に4桁、すなわち1,000 U/L以上になることも珍しくないのに対し、EBウイルスやサイトメガロウイルス、アデノウイルス感染などの場合、そこまで高くならないことが多いことも鑑別診断にあたっては参考になります。また、前述のように病態生理としてウイルス感染に対する免疫系の応答を考えると、様々な検査異常が理解しやすくなることと思います。

　次に症例2に移りましょう。

□ 症例2：病歴

現病歴：XX年YY月17日頃から、特に誘因なく水様下痢（4〜5回/日）、発熱（38.5℃）を自覚。熱は夕方に高くなり、朝は解熱していました。手許にあったロペラミド（商品名ロペミン）、レバミピド（商品名ムコスタ）、ランソプラゾール（商品名タケプロン）を服用、また発熱時にはアセトアミノフェン（商品名カロナール）を内服していましたが病状は改善しなかったため、手元にあった抗菌薬メシル酸ガレノキサシン（商品名ジェニナック）を自己判断で4日間追加服用しましたがやはり改善がなく、悪寒、発熱（39.5℃）が続きました。ロペラミドに替えてリン酸コデインを内服したところ、水様下痢はやや改善して軟便になり、YY月24日に外来を受診しました。なお、経過中に血便や粘液付着便は認めていません。

既往歴： 急性腎炎（9歳）、ベル麻痺（23歳）、伝染性単核症（27歳）

家族歴： 父に糖尿病、母に尋常性乾癬

内服薬： 日常的な服薬はありません

来院時身体所見： 咽頭 軽度発赤あり、頸部リンパ節 腫脹なし、胸部 心肺に聴診上異常なし、腹部 圧痛・叩打痛なし、筋性防御・反跳痛なし

□ 症例2：肝酵素異常値の解釈

　表3-4〜表3-6に示すように、肝酵素の高値と炎症反応を認めます。症例1と同様に、肝酵素は肝実質細胞壊死のマーカーであるAST、ALT、LDより胆道系酵素であるALP、γGT、LAPの上昇が目立つことから、胆道系感染症が疑われます。AST/ALT比をみるとALTが優位であることから、急性期を過ぎ亜急性の時期であることが推察されます。そして症状が遷延傾向であることから、肝膿瘍の除外なども念頭に受診当日に胸腹部造影CTが実施されました。CTでは肺野、肝・胆・膵・脾・腎に著変なく、縦隔内、腹腔内に有意なリンパ節腫大も認めませんが、回腸末端から上行結腸にかけての腸管壁の浮腫が著明で、感染性腸炎が疑われました。そのため、肝酵素異常は肝の一次的な病態というよりも門脈系からの菌血症Bacteremiaによる可能性が高いと考えられました。すでに抗菌薬を内服していたため、便培養検査は偽陰性になる可能性が高いと判断され実施されませんでしたが、メシル酸ガレノキサシン（ジェニナック）が無効であったことからエルシニアやカンピロバクター感染を疑いマクロライド系のアジスロマイシン（ジスロマック）に変更したところ、内服当日から下痢、発熱ともに軽快し、検査データも改善しました。

　発熱を訴え、炎症反応と胆道系酵素の上昇が目立つ肝酵素異常を認める点は症例1と同様です。しかし、初診時の検査データを詳しくみると、症例1ではCRP、白血球数の増加はそれほどではなく血液像ではリンパ球分画が増加しており、細菌感染症よりもウイルス感染症を疑わせるのに対し、症例2ではCRP、白血球数の増加が著明で好中球分画が増加しており、細菌感染症がより考えやすいです。また、RCPC症例1に比べてトランスアミナーゼ（AST、ALT）の上昇は軽度であり、細菌性の腸管感染症が一義的な病態で、その炎症の波及により胆道系酵素を中心とする肝酵素異常を呈していたものと考えて矛盾しません。症例9と同様に胆道系酵素の異常高値が目につきますが、他のデータを確認すると症例9とは異なる病態であることがわかります。

□ 症例2：まとめ

　胆道系酵素を中心に肝酵素の上昇をみることから、まずは胆道系疾患を疑いたくなります。しかしデータを詳細にみていくと、胆石症や胆汁うっ滞などはむしろ考えにくいことがわかります。また細菌感染症が疑わしいこともわかり、症例1とは異なる病態であろうことは推察できます。ただし、検体検査データだけからは尿路感染が否定的であることなどはいえても、炎症のフォーカスがどこにあるのかまで評価することは困難で、病歴、理学所見、画像検査なども駆使して診断にあたる必要があることを示す症例でした。

□ おわりに

　症例1と症例2は似たデータ異常を示していますが、その病態は全く異なるものでした。発熱などの全身症状を伴った急性の肝酵素異常では、肝炎ウイルス感染による急性肝炎をはじめ薬剤性なども含めて様々な原因を考える必要があります。病態生理を考えながらデータを余さずに読んでいくことにより鑑別診断を適切に進めていくことができるのと同時に、問診・理学所見や画像検査も駆使して総合的に診断することの重要性も理解していただけたと思います。

参考文献

1）　Pender MP. Infection of autoreactive B lymphocytes with EBV, causing chronic autoimmune diseases. Trends Immunol 2003;24:584-588.
2）　Ramos-Casals M, Stone JH, Cid MC, Bosch X. The cryoglobulinaemias. Lancet 2012;379:348-360.
3）　皮膚血管炎・血管障害診療ガイドライン策定委員会. 皮膚血管炎・血管障害診療ガイドライン 2023 ―IgA 血管炎, クリオグロブリン血症性血管炎, 結節性多発動脈炎, リベド様血管症の治療の手引き 2023―. 日皮会誌 2023；133：2079-2134.

3 ｜ RCPC力試し

　症例1と2は似たような検査データでありながら、全く異なる病態の症例でした。最後に力試しのRCPC症例3です。

□ 症例

　50歳代男性。健診で高血圧を指摘されましたが、自覚症状はありません。初診時に持参された健診のデータを呈示します（表3-8～表3-10）。

表3-8 ｜ CBCデータ

	基準範囲	持参データ	単位
WBC	40.0-90.0	85.00	$\times 10^4/\mu L$
Neu (%)	40.0-75.0	68.8	%
Lymp (%)	18.0-49.0	19.9	%
Mono (%)	3.0-8.0	5.5	%
Eos (%)	0.0-8.0	0	%
Bas (%)	0.0-2.0	0	%
RBC ($\times 10^4$)	410-550	426	$\times 10^4/\mu L$
Hb	13.0-17.0	13.2	g/dL
Hct	39.0-51.0	38.5	%
Plt ($\times 10^4$)	15.0-35.0	23.1	$\times 10^4/\mu L$

表3-9 | 生化学免疫データ

	基準範囲	持参データ	単位
TP	6.6-8.7	5.1	g/dL
Alb	4.0-5.2	2.7	g/dL
A/G		1.10	
AST	13-33	41	U/L
ALT	8-42	53	U/L
LD	119-229	343	U/L
CK	62-287	346	U/L
UN	8.0-20	29.6	mg/dL
Cre	0.36-1.06	1.0	mg/dL
Na	138-146	145	mmol/dL
K	3.6-4.9	3.6	mmol/dL
Cl	99-109	101	mmol/dL
HDL-C	40-96	43	mg/dL
LDL-C	70-139	120	mg/dL
TG	30-149	65	mg/dL
FBS	70-109	89	mg/dL
HbA1c	4.6-6.2	5.3	%

表3-10 | 検尿データ

	基準範囲	持参データ
比重	1.005-1.030	1.025
pH	5.0-7.5	5.5
糖	(-)	(-)
蛋白	(-)	(2+)
潜血	(-)	(-)
ケトン体	(-)	(-)

読 み 方 の ヒ ン ト

ここでは、健診での限られたデータセットから病態を読み解いていく必要があります。見落としのないように順序立てて読んでいってください。

本症例では経過のデータはなく、また健診のため一部のルーチン項目のみ測定されていま

す。利用可能なデータを最大限に利用して、まずは自身で病態を読み解いてみてください。

それでは信州大学方式によるルーチン検査の読み方に準拠してデータをみていきましょう。

□ 栄養状態について

本症例では、ChE は測定されていないので評価できませんが、Alb は低値であり、総蛋白、アルブミン・グロブリン比（A/G比）も低く、栄養状態は不良であると評価してよいでしょう。脂質については中性脂肪（TG）、HDL-C、LDL-C が測定されています。「境界域高LDL-C血症」はLDL-C が120-139 mg/dL の場合と定義されていますのでこれに該当しますが、下限の値（120 mg/dL）であること、低HDL-C血症および高TG血症は認められないことから、ほぼ問題なしと考えてよい数値です。さらに、TG は基準範囲の中ではやや低めの値をとっており、高血圧がある50歳代男性としてはむしろ脂質データが良すぎる印象です。もしかすると脂質異常症があって、スタチンなどの治療薬を服用しているのかもしれません（後述も参考にしてください）。

なお、LDL-C を計算で求めるFriedewald の式（LDL-C = T-C - HDL-C - TG/5）（→コラム（LDLコレステロール（LDL-C）測定と non-HDL-C について）P.123）からT-C を計算すると、〔T-C = LDL-C + HDL-C + TG/5 = 120 + 43 + 65/5 = 176〕となります。

全身状態の経過については、経過のデータがないため評価し難いです。

□ 細菌感染症の有無・重症度について

本症例では白血球数は8,500/mm³ と基準範囲内ではありますが、その中では高めです。もともと高めの方であれば普段通りとなりますが、もし普段の白血球数が4,000～5,000/mm³ 程度以下であればおよそ2倍に増加していることになり異常値と考えるべきですので、後者の可能性も考えておかないといけません。分画では好中球が相対的に多めですが、分葉核球と桿状核球をまとめて好中球（Neu）とされているため、左方移動の有無はわかりません。絶

注1　LDL-Cの測定値は120 mg/dLですが、測定誤差を考慮すると真の値は120 mg/dL未満である可能性もあります（第1章第6項を参照）。

対数は5,504/mm³（＝8,000×68.8％）になります。好中球数は一般に1,500～8,000/mm³程度ですので現時点で直ちに高値とはいえませんが、普段どの程度なのかがやはり重要になります。一方、リンパ球の絶対数は1,592/mm³（＝8,000×19.9％）で特に問題はなく単球の増加もみられません。CRPなどは測定されていません。細菌感染症の可能性を否定はできませんが、症状も特にないのであれば積極的に疑う状況ではなさそうです。

　好中球が相対的にやや多くなっている理由はわかりませんが、1つの可能性として喫煙の影響が考えられます。喫煙者ではしばしば白血球数が増加し、10,000/mm³を超えることも稀ではありませんし、半数程度は好中球の増加を伴うといわれています。リンパ球や単球も軽度増加することがあります。問診で確認する必要があるでしょう。

□ 腎臓の病態について

　尿素窒素（UN）は29.6と軽度高値、Creは基準範囲内ではありますが、その中では1.0と高めです。尿酸やCaなどは測定されていません。また、年齢が正確にわからないのでeGFRは計算できませんが、50歳代というところから、50歳の場合と59歳の場合を考えてみましょう。

　日本腎臓病学会が公開している年齢、性別とCreからeGFRを求める計算式（男性：194×クレアチニン値-1.094 × 年齢-0.287 ）に基づいて計算すると、50歳の場合は63.12 (mL/分/1.73m²)、59歳の場合は60.20 (mL/分/1.73m²)となり、いずれの場合でも60以上90未満ですので「軽度低下」と評価できます。ただ、腎性高血圧が生じるほどの腎機能低下かといわれると疑問が残ります。どの程度の高血圧なのか、あるいは最近の血圧の変化などの情報が欲しいところです。また、画像検査も重要になってきますね。

□ 肝臓の病態について

　トランスアミナーゼ（AST、ALT）、LDという肝実質細胞の障害（壊死）を示す酵素が軽度高値です。ASTよりもALTが高いですので、慢性的な障害の可能性があります。脂質については上で考察しましたが、もし脂質異常症（高脂血症）の治療中なのであれば、脂肪肝の存在も考えられるでしょう。肝炎ウイルス関連については検査されていませんので、HBVやHCVの感染による慢性ウイルス性肝炎についても否定はできません。

□ 胆管の病態について

いわゆる胆道系酵素であるALP、γGTや、T-Bilについてはデータがなく不明です。

□ 細胞障害について

AST、ALT、LDの軽度上昇を認めます。またCKの軽度上昇が認められます。AST、LDも筋原性酵素の側面があるため、AST、LDともに筋由来の上昇の可能性も否定はできません。ただALTも軽度上昇しており、ASTよりも高いことから、肝細胞障害があることは間違いないでしょう（筋肉細胞にもALTは存在しますが、ASTの1/10-1/20程度ですので、このALTを筋肉由来と考えるのは無理があります）。前述のように、実は脂質異常症があってスタチンを服用しているのであればしばしばこの程度のCK値の上昇を目にしますので、やはり問診で確認する必要がありますね。アミラーゼは測定されていません。Hbは次項で確認しましょう。

□ 貧血の有無について

貧血はHb濃度により評価するのでしたね。第2章の症例2でみたように、赤血球数やヘマトクリット値で定義されているのではないことに注意してください。カットオフ値は男性13g/dL、女性12g/dLで、これを下回ると貧血と評価します。ただし高齢者の場合には11g/dLを基準値として差し支えありません。貧血をみた場合は次に赤血球恒数を確認します。この患者の測定値は13.2g/dLですので貧血はありません。また、MCV〔＝Ht(％)/RBC(万)×1000〕を念のため計算してみたところ、90.4fLと特に問題のない値になります。血清鉄、フェリチンは測定されていませんが、貧血については特に問題ないと評価できます。

□ 凝固・線溶系について

データがなく評価できません。

□ 電解質と動脈血液ガスについて

健診ですので、動脈血液ガスは測定されていません。電解質は血中Na、K、Clが測定されており、いずれも基準範囲内の値です。では、基準範囲内であれば問題なしとしてよいでしょ

うか。今までの評価もあわせて考えていきましょう。

症例8（第2章）で詳しく説明していますが、NaとClは通常は連動して動きます。つまり高Na血症があれば高Cl血症に、低Na血症があれば低Cl血症になるのが一般的です。すなわち、NaとClの差はある一定の範囲に収まります。

では、この患者ではどうでしょうか。Na、Clともに基準範囲内ではありますが、Naは高め、Clは低めの値をとっていて、バランスが悪いようにみえます。

患者データから単純に計算すると、$Na^+ - Cl^- = 145 - 101 = 44$で、この時点ですでに開大していますが、低アルブミン血症を伴っているので補正します。アルブミンが1g低下すると2.5 mEq低下することから

$$Na^+ - Cl^- (Alb補正) = AG + HCO_3^- + (4.0\text{-}Alb) \times 2.5$$
$$= 44 + (4.0 - 2.7) \times 2.5 = 47.25$$

となり、明らかに差が開大しています。したがって、酸塩基平衡に異常のある可能性が高いということになり、血液ガスの測定などが必要になると判断できます。

以上をまとめます。患者は高血圧を指摘されて受診されました。尿蛋白陽性で軽度のeGFR低下があり、肝・筋などに軽度の細胞障害が疑われますが、いずれも直接的に高血圧の原因とはならないだろうと思われます。そして、重要なポイントとして酸塩基平衡の異常が生じている可能性が検査データからみてとれます。担当医もこれに気付いて初診時に動脈血液ガス検査を実施しています。

□ 病歴・経過

では、実際にどのような患者だったのか、また経過がどうなったのかをみてみましょう。

主訴：精密検査希望（自覚症状なし）

既往歴：特記すべきことなし

家族歴：母親：高血圧

生活歴：喫煙歴：40本/日×40年、**飲酒歴**：3合/日×40年

現病歴：20XX年6月、健康診断にて高血圧を指摘され、同年7月に精密検査を希望し受診されました。

初診時現症：身長173 cm、体重73.0 kg

収縮期血圧 184 mmHg、拡張期血圧 100 mmHg

心拍数 69回/分、整、左右差なし

健診時検査成績（再掲）と初診時動脈血液ガス検査の結果:

[末梢血]				[尿]	
WBC	8,500 /mm³	LD	343 U/L	比重	1.025
Neu	68.8 %	CK	346 U/L	pH	5.5
Lym	19.9 %	Na	145 mEq/L	蛋白	(2+)
Mo	5.5 %	Cl	103 mEq/L	糖	(-)
RBC	426万 /mm³	K	3.6 mEq/L	KB	(-)
Hb	13.2 g/dL	TP	5.1 g/dL	潜血	(-)
Ht	38.5 %	Alb	2.7 g/dL	**[血液ガス room air]**	
Plt	23.1万 /mm³	A/G	1.1	pH	7.527
[生化学]		TG	65 mg/dL	pCO₂	47.0 mmHg
AST	41 U/L	HDL	43 mg/dL	pO₂	71.8 mmHg
ALT	53 U/L	LDL	120 mg/dL	HCO₃⁻	38.7 mmol/L
UN	29.6 mg/dL	FBS	89 mg/dL	SaO₂	94.9 %
Cre	1.0 mg/dL	HbA1c	5.3 %		

胸部Xp、心電図:

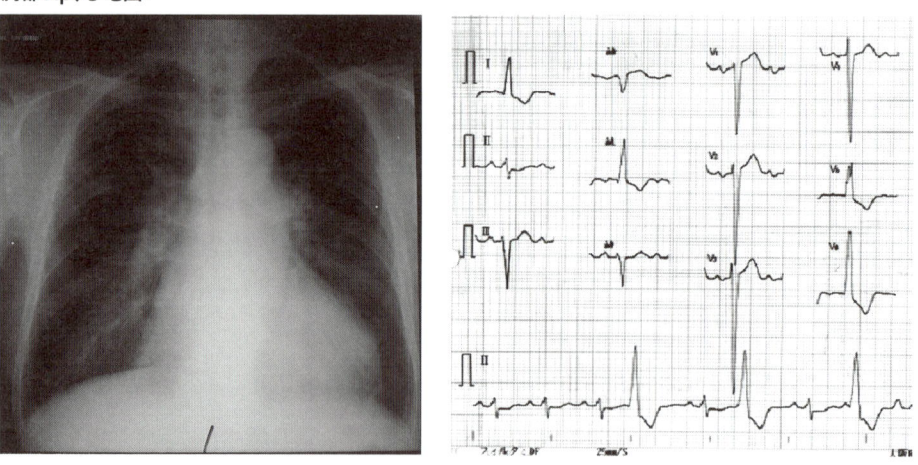

　患者は受診時58歳の男性、長期の喫煙歴、飲酒歴があります。自覚症状はありませんが収縮期血圧、拡張期血圧ともに高値です。動脈血液ガス分析ではアルカレミアで、HCO₃⁻は38.7 mmol/Lと高値で代謝性アルカローシスを示しており、アルドステロン症を疑わせる所見

です。教科書的にはアルドステロン症では低K血症を来すとされますが、実際の臨床の場では低めであっても基準範囲内の値を呈することは稀ならず経験されます。また、入院後に内分泌検査（表3-11）、腹部CTならびにMRI検査（図3-3）が実施され、左副腎腫瘍による原発性アルドステロン症と診断されました。

表3-11 | 内分泌検査

- 血漿レニン活性 　　0.1 ng/mL/H 　　（基準値1-3)
- 血中アルドステロン 　27.8 ng/dL 　　(3-12)
- ACTH 　　　　　　15 pg/mL 　　　(<60)
- コルチゾール 　　　10 µg/dL 　　　(5.2-20.8)
- アドレナリン 　　　0.01 　　　　　(<0.10)
- ノルアドレナリン 　0.22 ng/mL 　　(0.05-0.40)
- 尿中-OHCS 　　　5.1 mg/day
- 尿中-KS 　　　　　9.7 mg/day

<**カプトプリル抑制テスト**>
　（基礎値→2時間後）;血漿レニン活性 0.2→0.3 ng/mL/H
　　　　　　　　　　　血中アルドステロン 36.4→43.0 ng/dL

<**副腎静脈サンプリング**>
- 左副腎静脈Ald 　　320.1 ng/dL
- 右副腎静脈Ald 　　13.1 ng/dL

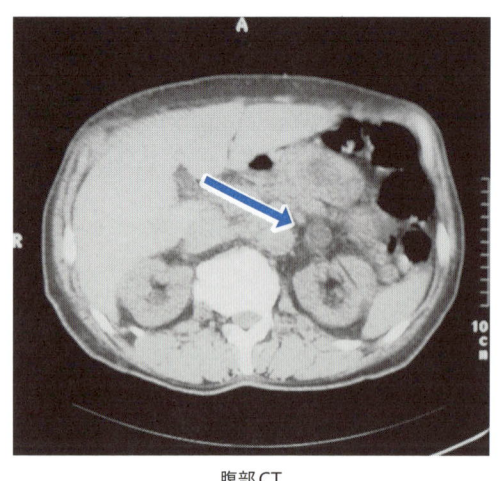

腹部CT

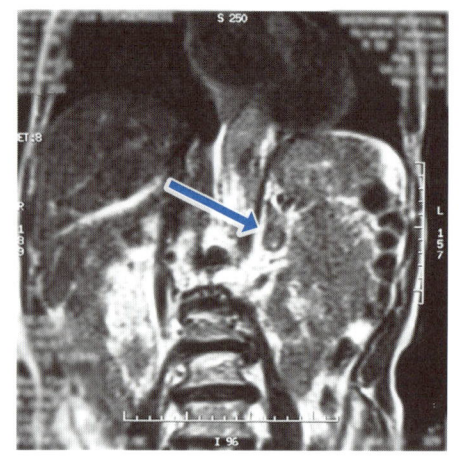

腹部MRI
左副腎腫瘍（2cm×2cm）

図3-3 │ **腹部CTならびにMRI検査症例**

　本症例にみられるように、Na^+、K^+、Cl^-がすべて基準範囲内の値であったとしてもNaとClの差をみることが酸塩基平衡の異常を見出すきっかけとなることがあります。NaとClが測定されていたら、必ず$Na^+ - Cl^-$を計算する癖をつけていただくとよいでしょう。

□ まとめ

　健診では必ずしも検査項目が網羅されているわけではありません。そのため、病院を受診された際に追加検査を実施する必要があることも稀ではありません。ただ、検査されている項目が限られていても、あるいは限られた項目であるからこそ、データを詳細に読み込んで診断に結びつけていくことが重要であることを示す症例でした。

COLUMN
LDLコレステロール（LDL-C）測定とnon-HDL-Cについて[1]

Friedewaldの式 [LDL-C＝TC - HDL-C - TG/5] においてTG値を5で割るのは、VLDLに含まれるコレステロールが重量比でTGの5分の1に相当するからです。そのため、TG≧400 mg/dL または随時検体では不正確になり使用できません。TGが著明高値の場合、VLDLやカイロミクロンのコレステロール量がTGの5分の1よりも少なくなるため、実際のLDL-C値よりも低く算出されてしまいます。こうした場合は直接法により測定するのが一法です。LDL-C直接法は本法で開発され、LDLに含まれるコレステロールのみを測定する検査法で、空腹時でも随時でも使用できます。ただ、LDL組成に異常がある患者〔具体的にはTGが 1,000 mg/dL以上、LDL-Cが20 mg/dL以下、HDL-Cが120 mg/dL以上、原発性胆汁性胆管炎（primary biliary cholangitis；PBC）などの胆汁うっ滞による肝障害など〕では正確に測定できません。

近年、動脈硬化惹起性を反映する指標として、non-HDL-C [＝TC - HDL-C]が注目されています。non-HDL-CはアポBとよく相関するため、アポBが高くなる場合に有用性が高い指標です。ただし、TGが600 mg/dLを超えると肝臓から分泌されたリポ蛋白だけでなく、小腸から分泌されるリポ蛋白も反映することになるため、non-HDL-Cの正確性が担保されなくなってしまいます。

参考文献

1）日本動脈硬化学会. 動脈硬化性疾患予防のための脂質異常症診療ガイド 2023年版：日本動脈硬化学会；2023.

（小柴　賢洋）

すべての研修医・医療従事者が知っておきたい

検査データのピットフォール

2025 年 2 月 25 日 第 1 版第 1 刷ⓒ

編　　　著	小柴 賢洋　KOSHIBA, Masahiro	
発 行 者	宇山 閑文	
発 行 所	株式会社金芳堂	
	〒606-8425 京都市左京区鹿ヶ谷西寺ノ前町 34 番地	
	振替　01030-1-15605	
	電話　075-751-1111（代）	
	https://www.kinpodo-pub.co.jp/	
組版・装丁	瀧澤デザイン室	
印刷・製本	モリモト印刷株式会社	

落丁・乱丁本は直接小社へお送りください，お取替え致します．

Printed in Japan

ISBN978-4-7653-2028-3